U0945040

ART THERAPY

亲爱的，我把心都画在纸上了

【韩】金善贤 著
王福娇 译

北方妇女儿童出版社
长春

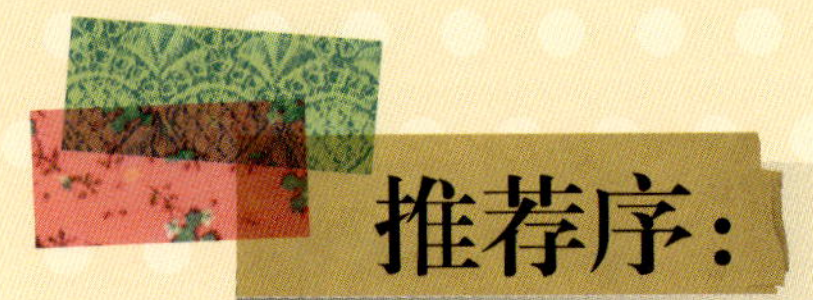

推荐序：

美术治疗，让女性探索自我、独立成长

作为医生，我几乎接触过社会各个阶层的女性。她们是一群为了同时扮演好职业女性、妻子、母亲、儿媳妇、女儿等角色而孤军奋战的女人，是为了实现梦想而努力提高自我的年轻女人，是儿女成家立业后才有时间关注自己的中年女人，是组建起多文化家庭的移民女性和为躲避性暴力而痛苦挣扎的女人。这些女人处在不同的年龄段，各自过着不同的生活。在这个纷繁复杂、竞争激烈的现代社会，到底用什么方法能让这些女性朋友幸福呢？

美术活动是众多治疗方法之一。金善贤教授将它引用到了医疗方面，通过她我才深入了解到“临床美术治疗”这个领域。绘画、雕刻、制作、装扮等这些美术活动都会成为表达内心的方式，这一点着实让人着迷。另外，美术治疗还有其他优势，譬如治疗者在谈论自己创造的作品的同时，可以听到埋藏在自己心底的声音，进一步说，它能够让治疗者在身体、精神、社会方面重获健康。总之，美术治疗能够给女性朋友带来诸多帮助。

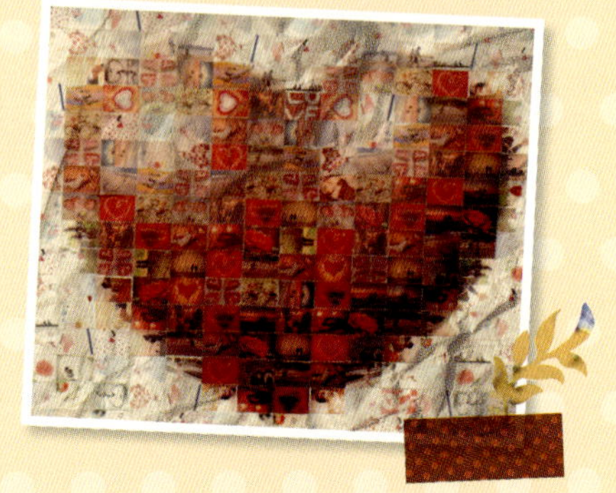

这次，金善贤教授以诸多美术治疗经验为基础，写作并出版了《亲爱的，我把心都画在纸上了》。在这本书中，每一个细微之处都能看到金善贤教授的深思熟虑，她在不同的治疗现场，都怀着积极的心去面对一切，试图理解不同境遇的女性朋友，与她们感同身受。因此，虽然书店里关于女性的书多如牛毛，却很少有一本能像这本书一样，透彻地解读女性心理，让女性完成探索自我、独立成长的过程。

金善贤教授同样扮演着两个孩子的妈妈、贤良淑德的妻子、学术精湛的教授等众多角色，她却处理得很好。作为她的前辈教授，同样作为女人，我为她感到骄傲。祝贺《亲爱的，我把心都画在纸上了》的出版，希望女性朋友通过阅读本书，能够体味那些与自己境遇相同的女性的日常生活和思想情感，反思自己的言行，调整自己的心态，朝着积极的生活方向前进。

韩国女子医师会会长
延世大学医学院解剖学课程教授
朴庆雅

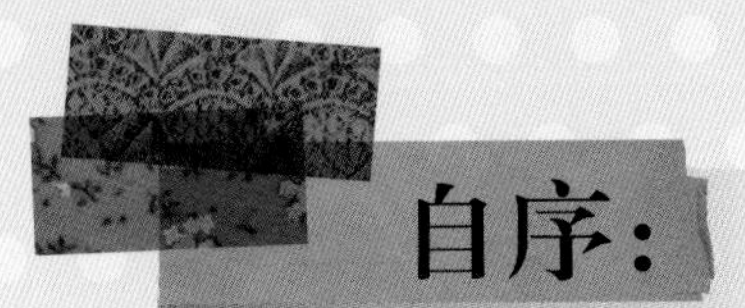

自序：

美术治疗，帮女性找回幸福

有句广告语这样说：“作为女人，我很幸福！”在执笔本书时，我总会不自觉地想起这句广告语，希望那些想要得到幸福的女性朋友都能够发自内心地喊出“作为女人，我很幸福！”这句话。

现在的女性都希望能够过自己喜欢的生活。与父辈们不同，我们不再通过丈夫、子女来寻求满足感，而是渴望以“自我”为中心，为梦想而努力，寻找自己人生的满足与幸福。但是，社会似乎很难接受这种急剧的变化，男性一时间也无法适应这种变化，致使局面变得有些混乱，同时导致许多女性拒绝结婚，或是害怕生孩子，犹豫着去寻找新的生活模式。

自己所期望的工作、爱情以及生活的方向等，只能依靠自己去寻找。但令人遗憾的是，在这个原本就令人困惑的时代，女性还要承受生存竞争的压力，尤其是已婚女性，仅仅是扮演好妻子和母亲的角色就已经感觉力不从心了。在这样的现实情况下，想要放开自己去寻找幸福，对大多数女性来说，似乎并没有那么容易。

长期的临床美术治疗和教育工作让我有幸结识了许多女性朋友。正因如此，我更想继续这份能够让女人变得更健康、更幸福，给她们力量的美术治疗工作了。因为我相信：“女人如果健康，家庭与社会也会健康。”我确信，美术治疗会从心理和精神两方面帮助女性朋友找回健康的生活。

美术治疗具有能够令人稳定身心、探索自我以及树立肯定的自我概念等作用。本书正是将这些作用灵活运用到生活中的指南书，旨在让那些不了解美术治疗的女性朋友轻松理解，并通过美术活动来探索自我。另外，书中收录了大量真实案例，它们发生在各种场景下，以便大家得以体味另一种生活，从中获得与身体、精神健康相关的多种医学信息。那些想了解自我、寻找人生目标的女性朋友，在人际交往中遭遇失败的女性朋友，还有在生活中感到身心俱疲的女性朋友，都可以通过美术治疗获得治愈的力量，逐渐找到自己的幸福。

我深信“美术”能够给他人以帮助。怀着这样的信念，我开始学习美术治疗，它使我的内心充满力量。现在，我希望我学到的一切能够为更多女性所用，能对不同年龄段、不同生活方式的女性朋友有所帮助。

如果问我还有什么更“疯狂”的想法，就是希望那些女性朋友的伴侣也能喜欢这本书。如果有机会，今后我还计划写一本关于男性的美术治疗书。最后，我要在这里对一直以来给予我无私帮助的所有人表达最真诚的谢意！

金善贤

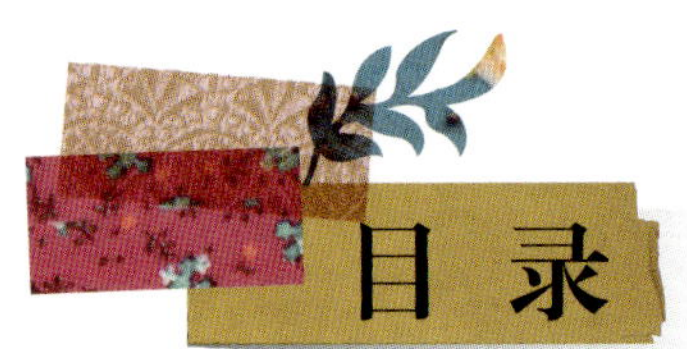

目录

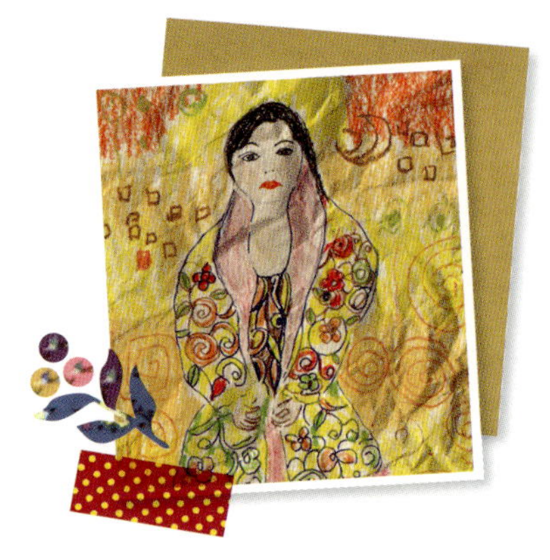

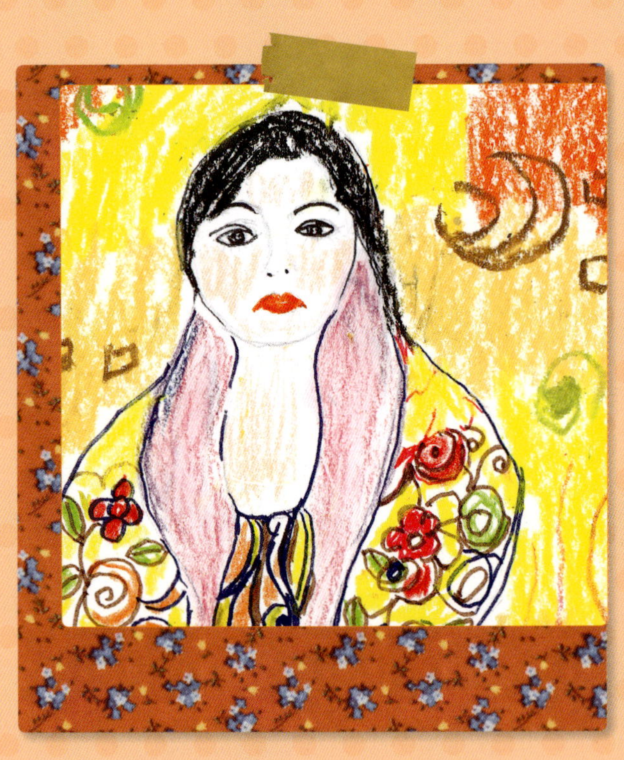

这绝不是完成一幅看起来不错的、
美丽的图画那么简单，而是将自己内心的
想法原原本本地表现出来的过程，
这才是它的意义所在。

第1章

美术：打开自我认识的大门

美术与治疗相遇，能发挥出治愈心理上的创伤、找回真正的自己的神奇效果。这种美术治疗是将很难用语言表达出来的身体和精神方面的痛苦，通过一些美术游戏表达出来，让参与者在作品中聆听自己内心深处的声音，同时，实现自我理解，治愈心理上的创伤。美术治疗绝不是完成一幅看起来不错的、美丽的图画那么简单，而是将自己内心的想法原原本本地表现出来的过程，这才是它的意义所在。

消除内在的屏障，让心与心靠得更近

所有人都会被“美丽”吸引

意大利画家兼雕刻家米开朗琪罗曾说：“美丽是一切闲暇的精华。”所有人都会被“美丽”吸引，但我们并不会只被一种美丽吸引。由于人们与美丽相关的经历各不相同，在美丽面前感受到的满足感也会随之不同。人们这种各自追求不同的美的想法就是“生活中的闲暇”，当这种闲暇升华到美丽的时候，就可以称为“精华”。

图画作为最基础的美术表现方式，也许之前大家并没有留意，但其实许多时候，它使我的内心充满感动。当我的经历、价值观和内心世界在图画中被发掘出来时，既让我感动，又让我感受到美的存在。

我们在灵活运用美术材料进行绘画或雕刻，并成功地完成一件作品时，都会收获感动与快乐。但是，在进行美术治疗的过程中所产生的情感与上述成功地完成美术作品时所产生的情感是不同的。在进行美术治疗的过程中，我们会回顾生活的细节，思考自己为什么高兴，又因何而悲伤，为什么疲惫，又因何而郁闷。换句话说，我们会发现这些复杂的感情都是我们长久以来积压的全部心理经历的产物。美术治疗让我们能够通过各种美术活动去理解自己的内心，将新发现的各种情感向着积极的方向引导。

把内心的想法和情感原原本本地表达出来

有一种让人重获幸福、感受幸福的美术游戏，被称作美术治疗，也叫美术疗法，从这个意义上来说，我们又可以将其称为“幸福的美术”。

乍一看，我们会觉得美术治疗的过程与一般的美术游戏似乎没什么区别。但是，美术治疗与普通的美术游戏各自所指向的目标却不同。如果说普通的美术活动的目标是熟练使用美术工具，学习优美的表现技术，从而完成一幅作品，那么美术治疗则更重视创作过程中创作者的态度，其目的是达到“人格成长”。普通的美术活动关注的是美术作品的客观美的价值及其评判，而美术治疗关注的则是帮助人们将内心的想法和情感通过创作美术作品原原本本地表达出来。

首次接触美术治疗的人，会因为很久没摸过美术材料和工具而感到陌生，同时也会因为想要做得好看而感到有压力。但在美术治疗中，即使我们不能灵活运用美术材料或工具，抑或是创作不出好看的作品也没关系。因为只要我们将自己想表达的情感或想法在作品中原原本本地表达出来就够了。通过有色彩、有形态、肉眼看得见的作品将自己的想法与情感展现出来，我们会感受到独有的情绪宣泄。同时，我们还会发现内心被压制、被丢弃，或是被扭曲的部分，逐渐理解自己。最重要的是，我们也会从不同的视角去观察自己曾经断言的“问题”部分，用一颗平常心来对待，使其成为我们在社会或人格方面快乐成长的基础。上述所有的过程都可以叫作美术治疗。

在进行美术治疗的过程中，我们会留下自己所创作的、可以留存下来的作品。即使时间流逝，我们依然可以通过再次审视这些作品来回想自己当时的想法与情感，这就是美术治疗的优点。另外，美术治疗亦是一种创作活动，在创作的过程中，即使我们没有付出特别的努力也可以自然地集中注意力。集中注意力不仅可以使身与心都平稳地安定下来，还能够提高身体的自然治愈能力。

童年的独白：妈妈和我（53岁，黏土创作）

“我的童年是一段充满混乱与孤独的时光。父母在我很小的时候便离婚了。为了维持生计，母亲与我在一起的时间还没有她在外面度过的时间多。我常常会想念母亲的怀抱，不能充分感受到家人温暖的爱。

“所以我决定在美术治疗时用黏土来随意表达自己内心的感情（参考第47页）。把我的思想与情感合二为一，我会做成什么样的形态呢？在动手制作之前，我并没有想好具体的形态，但是做着做着，我便发现自己将黏土做成了某个人与我互相拥抱着的样子。在今天制作的作品中，我内心深处隐藏的孤独、对父母亲的爱与思念，以及遗憾等复杂的情感都充分体现了出来，不过却显得十分和谐。”

怎么做才能让女性重获力量

现代社会，女性面临重重困境

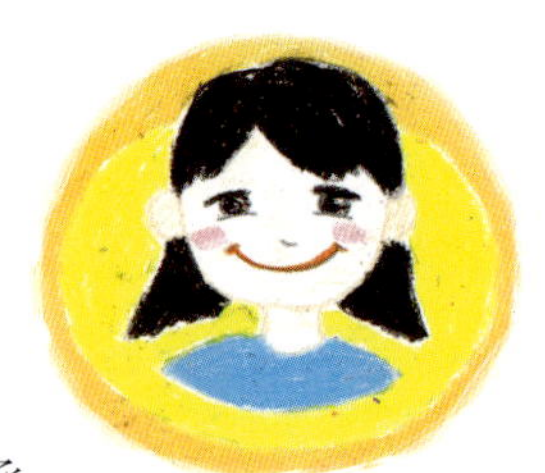

根据性别的不同，我们可以将社会准确地分为两类。这种分类与男人、女人各自所具有的特征无关，只是根据性别来区分，尽管男人和女人在生活中是完全不同的个体。少女经过被称为“初潮”的身体变化后，一步一步走向成熟，开始能够承担繁衍后代的女人的原始使命。女人一生中会经历许多身体变化阶段，包括结婚、分娩、育儿以及绝经等，这与男人是不同的。

现代女性渴望过自己想要的生活，但是，在认真考虑自己究竟想要什么样的生活之前，女性首先被卷入了学业与就业的竞争旋涡中。不仅无法寻找到自己明确的生活目标，还要应付日渐激烈的社会竞争，这正是现代女性面临的现实问题。

婚姻让女性疲于维持新关系与扮演新角色

结婚意味着要与所爱的人在一起，形成新的关系。在原生家庭中一直作为“女儿”的女性组建了自己的新家庭，养育自己的子女，即使暂时没有养育子女，也与配偶的家人形成了新的亲属关系。为了维持这种关系，女性做了许多努力。在忠于自己作为妻子、母亲、儿媳妇等多重角色的情况下，女性想要照顾到自己的幸福就显得非常不易了。

女人在结婚后，会把家装扮得比以往更干净、更漂亮，想要做出美食家水准的美味佳肴，为家人创造充满温情的家庭环境，为子女的学业与事业做出许多牺牲。她们承担着繁杂的家务，却缺少伴侣或其他家庭成员的帮助。

最近，不论是出于实现自我价值还是迫于经济压力等原因，选择工作的已婚女性不断增加。虽然职场妈妈因为要同时处理好工作、家务与育儿的关系而非常忙碌与疲惫，但仍不能有任何松懈。如果女人因为工作原因而对家人感到愧疚，那么，她在工作中的成就感也会减少。要知道，陷入进退两难中的职场妈妈是很难获得生活的幸福感的。

生存压力、健康问题和年龄导致的身心变化困扰着女性

女性在生活中会经历许多危机，遭遇许多痛苦，根据程度的不同会导致不同的身体疾病或心理问题。深处危机中的女性，她的不良情绪还会影响到家人和周围的亲友，尤其会在身体与精神上给子女造成相当大的不良影响。

最近，随着离婚家庭的增多，一边工作一边照顾孩子的单亲妈妈也逐渐增多。对孩子的愧疚感，社会对离婚女性的偏见，都让这些单亲妈妈感到十分痛苦。而她们面临的最大问题是：迫于独自扮演多重角色而无法照顾自己。

在韩国，女性很少去妇产科检查，也很少关注女性疾病，这导致乳腺癌或子宫癌等妇科疾病的发现比较晚，为此，医院在治疗上感到很无力。虽然有数不胜数的产妇会受到产后抑郁症的折磨，但终因难逃育儿重担而忽视治疗。随着年龄的增长，自然的绝经现象被育龄女性称为“闭经”，我们用“绝经”这个词语来代替它。大多女性认为它意味着“正常生活的结束”，但同时却否认年龄的增长。我们现在要做的，是让越来越多的女性认识并正视这种随着年龄的增长而产生的身心变化。

美术疗法帮助女性健康生活

如上所述，女性很难在外部的环境变化（学业、事业与家庭等）与内部的身体变化（妊娠、分娩、绝经等）中照顾好自己。但是，不管怎样，女性想要让自己活在当下，生活得更幸福、更有意义的话，与其为了家人而活，不如选择让自己满足、内心快乐的生活方式。为了拥有这样的生活，她们需要一个窥视自己内心、逐渐成长的过程。通过美术治疗这一过程，女性朋友不仅可以表达自己的情感，还能了解自我，了解什么才是自己真正想要的生活。美术治疗就是通过这种方式，从心理和精神上帮助女性享受健康的生活。

缓解压力，重获幸福感

激素是什么？

人的大脑根据情况的不同能够像条件反射一样分泌出二十多种激素（神经传达物质）。在情感产生的舞台上，大脑将我们内心的变化转换成激素。激素附着在特定的受主内时就会产生情感，这一事实已得到科学界的证实。

所谓“激素”是将身心维持在最好的状态，根据平衡法则向身体的各个部位传达信息，从而刺激身体产生反应的化学物质。正如每个人都有不同的面孔一样，在刺激激素的分泌和分泌量上，每个人适用的方法也不尽相同，因此造就了每个人不同的性格、气质和个性。

雌性激素

有规律的生理周期是年轻女性健康的象征。雌性激素正是制造有规律的生理周期，以便随时应对妊娠和分娩的一种激素。这种激素不仅能够抑制血液中胆固醇的增加、预防冠状动脉硬化，还会影响大脑分泌多巴胺或β-内啡肽等，作用非常大。当女性生育能力消失后，雌性激素也会急剧减少，皮肤、毛发、肌肉、骨骼等都会随之发生变化，这就是女性的更年期。雌性激素对维持女性身体强韧与美丽具有决定作用，因此一定要小心地调节它的分泌量。

黄体酮

黄体酮是由卵巢黄体分泌的一种激素，与雌性激素相互平衡，女性的身体根据二者分泌量的多少而形成生理周期。与雌性激素能够增加脑细胞的兴奋程度相反，黄体酮则会减少脑细胞的这种兴奋程度。黄体酮能够促进子宫内壁的发育，维持其厚度，帮助受精卵着床，为子宫孕育生命做最后的准备。在妊娠期间抑制排卵，刺激乳腺发育，帮助持续妊娠。另外，它对绝经期女性经常出现的骨质疏松症也有一定的影响。一般来说，在绝经期到来前的10~15年，女性便会逐渐出现骨质流失现象，这是因为，虽然雌性激素正常分泌，但是促进骨质再生的黄体酮的分泌量却减少了。

催产素

催产素在希腊语中有“早出生”的意思，又被叫作“缩宫素”。催产素在胎儿出生时帮助收缩子宫的平滑肌，起到镇痛、帮助顺利分娩的作用，同时还能促进乳汁分泌，为授乳做准备。催产素除了在胎儿出生时分泌外，平时也会分泌，这时它作为爱的“一剂良方”能使人感觉到亲密感。产妇对孩子产生的情绪上的牵绊正是催产素的作用所致，女性对男性产生母性关爱也缘于催产素的分泌。

血清素

在影响我们感情起伏的因素中，有一种叫作血清素的激素。血清素不仅能够向大脑传达信息，还会影响情绪起伏。如果大脑中的血清素增高，心情就会变好，而心情好的时候，血清素会激活大脑中的情绪中枢，使其产生舒适感与满足感。血清素对压力与忧虑非常敏感，无论是在家庭中还是工作中产生的压力，都会对血清素的平衡产生消极的影响，从而使快乐感消失，产生不愉快的情绪。当然，再次经历美好的事情时，血清素的数值还会再次升高。值得注意的是，压力会急剧降低血清素的数值，如果这种状态持续下去，就有可能患上抑郁症或焦虑症。

促肾上腺皮质激素释放激素

如果患有痴呆症，患者不仅不知道物品的摆放位置、早餐吃了什么，就连家人的名字、自己的年龄都想不起来。近年来，老年痴呆症越来越年轻化，一些四十多岁的中年女性便开始出现早期的痴呆现象。痴呆症与促肾上腺皮质激素释放激素的分泌密切相关，其发病原因是掌管记忆的脑器官（被称作“海马组织”）不再分泌能够刺激促肾上腺皮质激素释放的激素。这种激素也与压力的防御能力和胃液的调节能力密切相关，因此痴呆症和与其相关的疾病一起出现的可能性非常高。

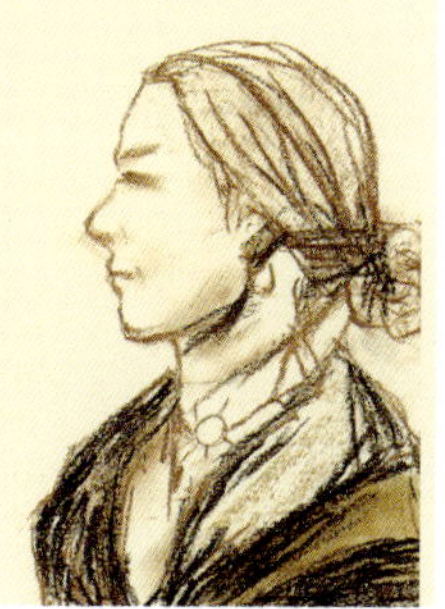

帮助女性重获幸福的美术治疗

综上所述，激素对女性的生活有着非常大的影响。如果女性能够理解多种激素的作用，积极地调节激素的平衡，就能够增加生活的活力。美术治疗就是通过美术活动这一富有创意的行为让女性来表达隐藏着的内在情感，从而帮助女性缓解压力、恐惧与忧郁，找回自由、舒适的状态。同时，美术活动还会影响女性的脑电波，有助于释放出带来舒适情感的激素。最重要的是，美术活动能够让女性集中身心注意力，帮助女性表达内心的真实想法，并通过完成一部作品的过程自然地表达出来，从中获得满足感与成就感，重新找回幸福感。

了解自我，接纳真实的自己

美术，为疲惫的心注入活力

很多女性只有在身体出现病症后才会去医院，因而往往延误了病情。如果我们能够事先确认自己的健康状况，及时调整不良的生活方式，就可以远离疾病、保持身体健康了。心理疾病也一样，如果患上了严重的心理疾病，一定要寻求专业心理医生的帮助。但在此之前，多关注自己的心理状态、保持心理健康更为重要。

我们每天做着各种各样的事情，与形形色色的人见面，不免会有很多感悟，但是只有在独处自省的时候，我们才会发现，其实真正用来整理自己的想法与感情的时间少之又少。在回顾自我时，有些情绪不知是该写下来好，还是对某个人倾诉更好。女性有时会产生无法言说的坏情绪，为了避开这种坏情绪而将自己的心门紧闭。

这时候，你可以尝试用各种美术材料和颜色来表达自己的情感，这种美术活动便成了帮助你回忆自我、强大心灵的良好工具。美术治疗是指将美术所具有的创造力和自我治愈能力转变为自己的意志力的过程。在亲自作画或制作某件作品的时候，你会逐渐发现一些自己从未注意过的想法与情感。通过美术治疗可以掌握自己平时的心理状态，像做运动保持身体健康一样，也注意保持自己的心理健康。

我是谁？我要如何活？为何而活？

“我是谁？”对于这一问题，想必没有多少人能够轻松地回答出来。这是因为，人们只有在萌生了“想要了解自我”的意识时才会考虑这个问题。大多数女性甚至连“想要了解自我”的意识都没有，只是像陀螺一样无意识地活着。

然而某一天，我们忽然开始思考“我要如何活，为何而活”的时候，必然会产生挫败感，进而变得抑郁；或是由于大大小小的问题不断地出现，因此产生失控感、无助感和压力。很多时候，我们也无法理解自己这波涛般变化的心情、情感和想法。就是这样，日常生活中遇到的心理困扰最终使我们无法准确地了解自己的真实想法。

那么，我所了解的自我是什么样的？怎么做才能了解真正的自我呢？我们首先要做的就是面对原本的自我，倾听自己内心真实的想法。通过绘制特定主题的图画，或是制作抽象拼贴画，可以将自己的想法与情感用具体的事物表现出来。心是无法用眼睛去看的，但在接受美术治疗的过程中，你的心则会完成一部作品。安静地回忆一下自己在参加美术治疗之前的心情、活动中产生的想法和看到完成的作品时所产生的感想，你就能了解自己平时是以什么样的心情和想法在生活了，也就是说，你知道自己想要怎样生活了。

如果可以通过美术治疗自由地表达自己的内心想法，你也许能发现内心中自己从未发现的部分，或者如实地了解自己的不足之处，明确“这就是我”。接纳真实的自己，正是理解真实的自己的过程。

发现真实的自己——提高生活质量的契机

通过美术治疗来发现真实的自己是提高“生活质量”的契机。美国密歇根大学的恩格尔哈特教授把重视生活质量的价值观的变化过程称为“安静的革命”。一般说来，生活质量是针对健康、衣、食、住、行等物质方面和自由、权利、压力、快乐等精神方面而言的，包括从人类的基本生活到文化生活、业余生活、社会活动、自我实践等方面的要求。生活质量是由本人亲自体验和感受到的，因此很难用客观的标准来评价。

如果感受到压力，或是放任忧郁的心情不管，那么人们就连基本的健康要求都无法满足，更不用说寻找业余生活的快乐和实现自己的梦想了。想要提高生活质量，不仅健康、衣、食、住、行等物质方面是很重要的，心理健康方面也是尤为重要的。

通过美术治疗我们能够体验创造的过程。这一过程让我们从心理上还原了“受伤的过程”，或是看到那些“未来得及解决的问题”的影像，看到自己从未见过的另一个自己，去独自理解、寻找自己的能量流。美术作品的制作过程，可以让我们拓宽自我理解的幅度，也可以让我们产生用健康的心去享受生活的力量。

专栏 纸袋公主 |童话中的女人|

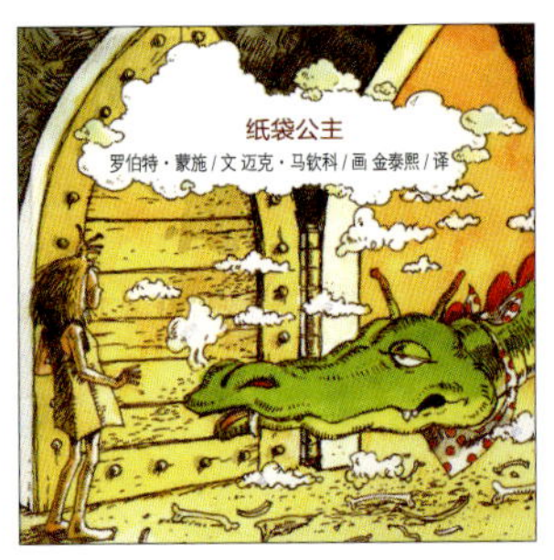

《纸袋公主》
飞龙沼出版社，1998|罗伯特·蒙施（文）|
迈克·马钦科（画）|金泰熙（译）

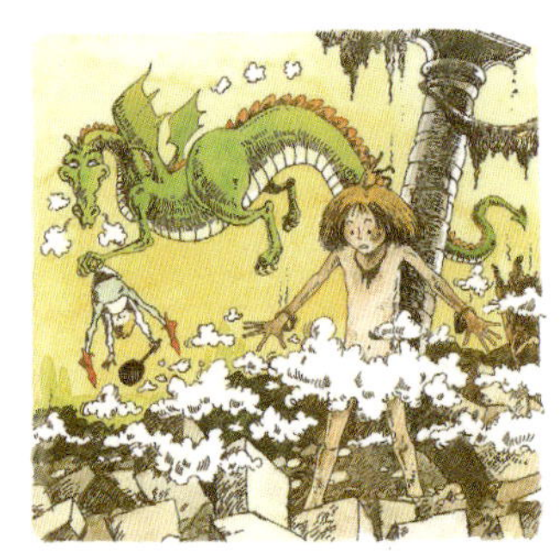

《纸袋公主》的故事

美丽的伊丽莎白公主拥有许多昂贵而漂亮的衣服。她决定与罗纳德王子结婚。一天，一条可怕的龙摧毁了公主居住的城堡，并抓走了王子。

公主想救出王子，但是龙之火烧掉了她所有的衣服，她只好在路边捡了一个纸袋套在身上，踏上了寻找王子的路。公主用智慧与龙周旋，让龙喷出了所有的火，满世界地寻找她。最终龙因为太累，从空中掉了下来。公主终于救出了罗纳德王子。

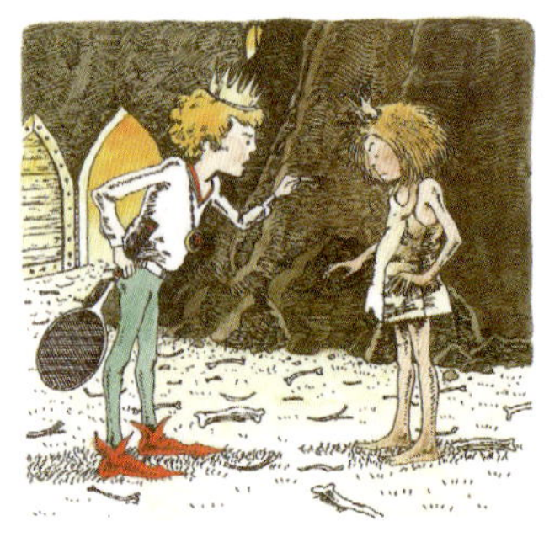

但是，王子见到伊丽莎白后却说："伊丽莎白，你怎么这副模样！哎哟，衣服都烧焦了，头发乱蓬蓬的，全身脏兮兮的，还披着破破烂烂的纸袋。等你打扮得像个真正的公主的时候再来吧！"公主听后，对王子说："没错，罗纳德，你的衣服很好看，头发也整齐，像个真正的王子。但是你只是一个外表光鲜的空壳！"最终两个人没有结婚。

那些童话故事中"公主们"的命运

在《白雪公主》的故事中，王子被白雪公主的美貌深深吸引，在白雪公主吃了王后的毒苹果昏过去后，王子把她唤醒了。最终，王子与公主幸福地生活在一起。

在《天鹅湖》里，美丽的公主被巫师施了咒语，白天变成白天鹅，只有晚上才变回人形，王子发誓永远爱公主，他们的爱破解了咒语，王子和公主最终幸福地生活在一起。

在《睡美人》里，因被纺锤刺破手指而沉睡一百年的美丽公主，被王子的吻唤醒，最终与王子幸福地生活在一起。

儿时读过的童话故事潜移默化地影响着我们，让我们陷入那种“帅气的人只要克服现实的困难，无论何时都能够幸福地生活”的甜蜜幻想中。不管怎么说，危险的是公主们的态度。童话中的公主拥有的只是美丽的外貌，从不表达自己的感情和思想。即使有谁欺负她们，她们也只是茫然地等待着王子出现，替自己解决所有的问题。如果在这种故事下成长，我们很容易变成只注重自己的外表而放弃主动争取，或是碍于他人的眼光而无法表达自己的真实想法和感情的人。也就是说，这些童话故事会让女性变成不会遵循自己的意愿行动、缺少适应环境的能力、不会主动争取自己的利益的人偶。

《纸袋公主》中折射出的女性价值观

在学习肯定心理学时，我们用到的童话书就是《纸袋公主》。“纸袋公主”与以往出现的公主不同。第一次读这本书的时候，你会觉得“公主来救王子，不是用武力而是用智慧甩掉巨龙”这部分内容很新鲜。更令人吃惊的是，对于王子愚蠢的话语，公主竟然能在准确地表达了自己的意思后选择离开。

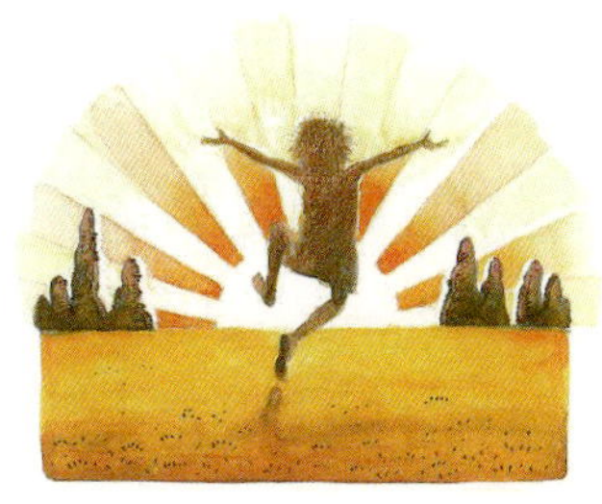

肯定心理学对伊丽莎白公主在没有华丽衣服时并没有感到受挫的肯定态度、看到附近的纸袋毫不犹豫地套上当作衣服的积极性和灵活性都给予了高度的评价。公主是一个目标意识明确的人，她的目的就是救出王子。她不像其他公主那样只注重体面或被消极的感情淹没。她不安于现实，既有灵活运用自己优点的能力，也具有救出王子的勇气。最重要的是，公主知道人生中最重要的是什么，面对付出了无数艰辛才救出的王子，她仍能指出其通过外表来判断爱情的做法是不对的。

虽然《纸袋公主》是童话，但作为女人，我非常喜欢它。懂得用积极的心态去解决现实问题，用真情去爱自己，做自己人生的主人，这很不错。和我一起接触美术治疗的所有女性朋友，希望你们可以像伊丽莎白公主一样，成为自己人生的主人，拥有堂堂正正的、积极的人生。

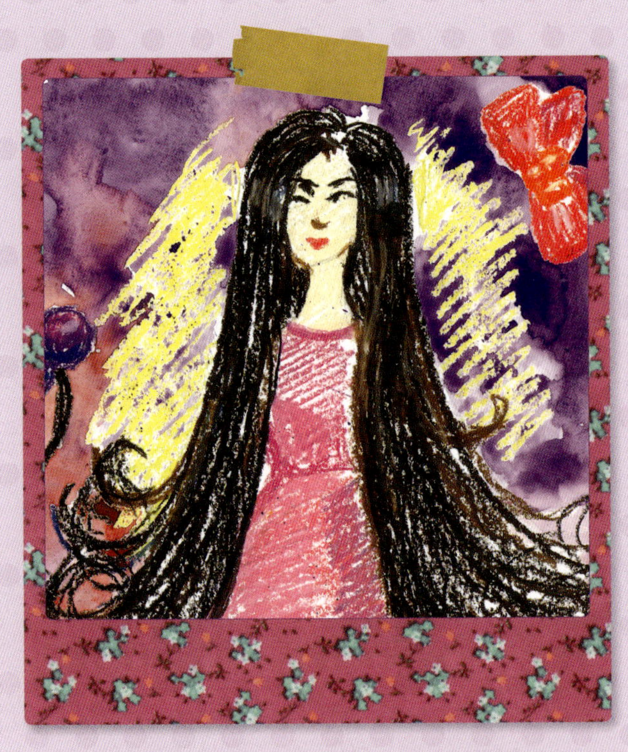

自我探索工作虽然有些陌生与尴尬，
但同时它又能带来同等程度的新鲜感和意义，
是指引我们理解自我、寻找真正的自我的
旅行地图和指南针。

第2章

美术：让女人读懂自己

通过图画与文字来反观自己平时的想法与情感，将自己独特的象征通过图画中的形象表达出来，尽情展现意识与无意识的世界。对自己提出问题，然后仔细思考、寻求答案，就可以倾听到内心深处的声音。自我探索工作虽然有些陌生与尴尬，但能带给我们同等程度的新鲜感和意义，是指引我们理解自我、寻找真正的自我的旅行地图和指南针。

通过图画来透视自己的内心

寄语于心灵旅行之前

一般情况下，如果准备“旅行”，都会事先定好目的地、旅行时间，以及旅行期间要做的事情。不过偶尔也会毫无计划地去旅行，怀着“会遇到什么”的期待，不做任何准备。但是，有所准备的旅行与毫无准备的旅行在旅行途中以及旅行之后的感受有着很大差异。如果你想经历更多、感受更多，就请制订好完美的计划，做好准备再出发吧。

人们常把美术治疗比喻成旅行，也许就是“为了寻找真正的自我而开始的心灵旅行”的意思吧。与一般的旅行一样，要想通过美术治疗来开启有效的心灵旅程就需要有所准备。在这里，“通过图画来透视自己的内心”是让我们了解自己的心意究竟如何，现在是否感受到困难，连自己都不知道的感情有多深。这样一点点了解自己的内心，慢慢感受美术治疗，就能够享受一个舒适的心灵之旅。

图画之美在于自然

在进行美术治疗时，图画就变成“把握自我”的工具。因为它可以最简单、最丰富地表现出自我。图画所表达的是作画人自己的故事，既有故意为之的成分，也有无意识表达出的内容。因此，注意营造作画的环境与氛围，在最舒适、最自由的状态下作画是非常重要的。而且，不必为了想画好一幅画而努力包装和掩饰自己，只要自然地表达即可。

现在开始观察自己的内心吧！首先，通过简单的线来校对感情，用具有象征意义的图样、符号和图画整理一下自己与他人的关系。然后，回想一下完成绘画后的感受和心情，并根据我们提供的解析，思考一下自己的图画有什么意义。虽然在没有专家帮助的情况下，客观地解析图画并不容易，但只要能以这些资料为基础，客观地回顾自己，慢慢地，就能正确地掌握自己的心意了。

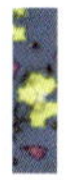

1. 线条：描绘自己的真实情感

试试这样做

准备物品：空白卡片（半张A4纸大小）4~6张，彩色铅笔、蜡笔、水彩笔等涂色工具，铅笔，橡皮

01 按顺序回想一下自己想要表达的情感。

02 在一张卡片上将一一出现的情感用自己喜欢的彩笔以线条的形式表达出来。

03 除了线条以外，如果还想要表达更多，就请随意地绘画。

04 绘画结束后，回想一下每份情感在哪件事中感受得最多。

05 将回想起的事情和情感与图画结合起来思考，然后为图画取一个标题。

凝神静思

最先回想起的情感就是自己心中占据分量最多的情感。有时我们很难表达出自己内心的真实情感，表达出的往往与真实情感相悖。要想真实地表达自己的情感并正视它其实是很困难的。想着“美术治疗的过程不是为了给谁看，而是为表达自己的内心”就能够轻松地绘画了。如果能准确掌握内心的情感状态来绘画就再好不过了。

线条是解读图画意义的重要工具。它能够表现出运动性、方向性、活力、虚弱、刺激性等状态，能反映出作画人心理和身体上的一切状态。观察每一根线条的形状就能掌握作画人的心理状态，例如用较强的笔触和深颜色彩笔画出的线条，表示的是强大的能量和诉求。

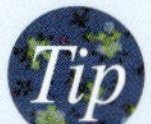

Tip

- **垂直线：**笔直站立，安静的稳重型
- **水平线：**安静、舒适、现实
- **对角线：**能量充沛的表现，上升或坠落，充满活力
- **波浪线：**上下运动型、感觉灵敏
- **圆、半圆：**安静、保护、永恒性、完美型、超越、自我体验、运动型
- **有力的线条：**创意性的力量、影响内心的独创性的力量
- **细线：**意志薄弱、能量弱
- **尖锐的线：**狂暴型、无节制、愤怒
- **缠绕蓬乱的线：**无法节制的强烈本能、激昂与兴奋

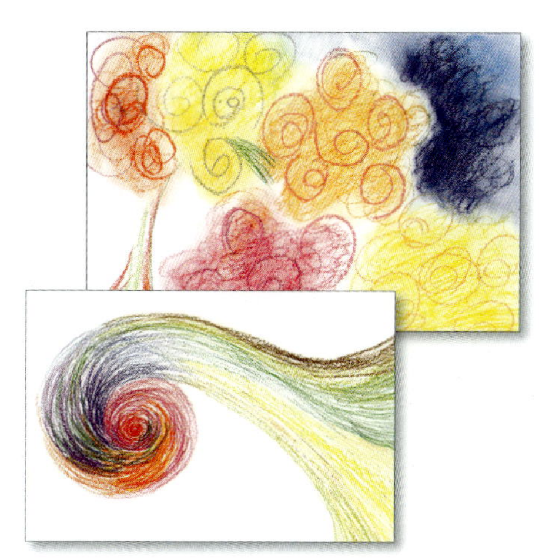

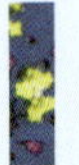

2. 图像：折射出自己的想法

试试这样做

准备物品：A4纸（或是8开绘图纸）、黑色魔术笔、彩色铅笔、蜡笔、铅笔、橡皮

01 用魔术笔绘出图纸的边缘，像下面的例子一样，以3×3的形式在纸上画方格线，将纸分成9个方格。

02 确定一个绘画的方向（方向可以任意选择，但要从右下方开始，在最中间结束），按照想好的顺序在每个方格中自由地绘画。
这时，如果除自己以外，用母亲、父亲、配偶、子女或朋友等特定的对象为主题进行绘画也不错。

03 为每幅图做简单的说明，并用涂色工具进行涂色。

04 当所有图画完成后，再回想一下整体的主题是什么。

05 将图画中展现的事情与情感联系起来进行思考。

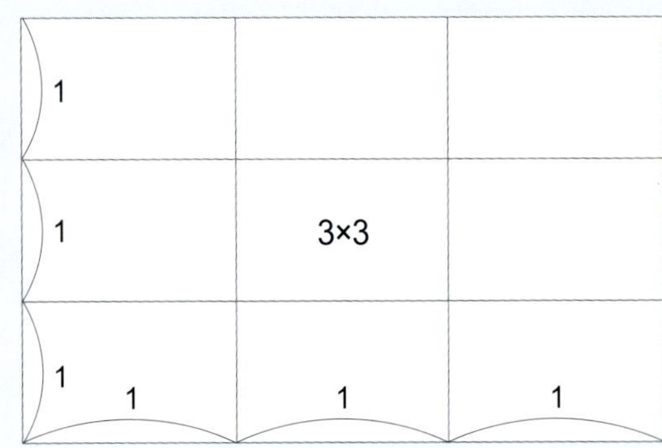

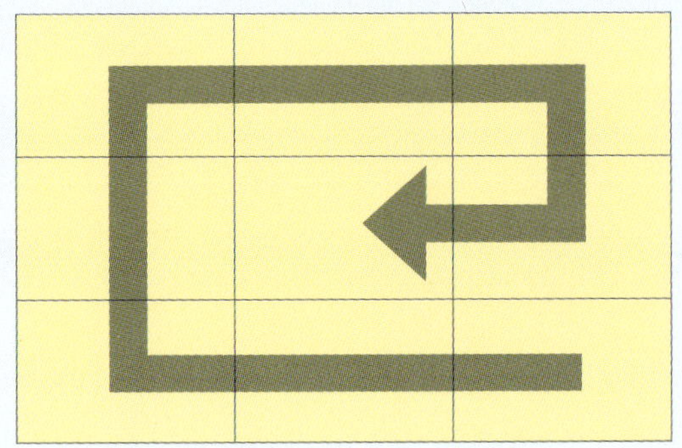

如何看清自己的想法？

9格方格图是一种工具，它能够更深程度地管理你对自己、家人和朋友的印象。在9个方格中，你能够轻易地表现出家人或朋友在自己心里的形象，可以自由地画出各种样子，因此这种方法能很好地反映出这些人在你心目中的深刻而复杂的印象。

此外，由于绘画的空间变小，所绘的内容就受到了限制，因此更能强调出相应的特征性。

仔细想想绘画的顺序，然后进行分析，你就能够分析出自己对图画中的人物的情感变化和印象。图画中出现的自己的样貌、特定人物的图像或象征着那个人的所有物，都是能反映你情绪的非常重要的线索。

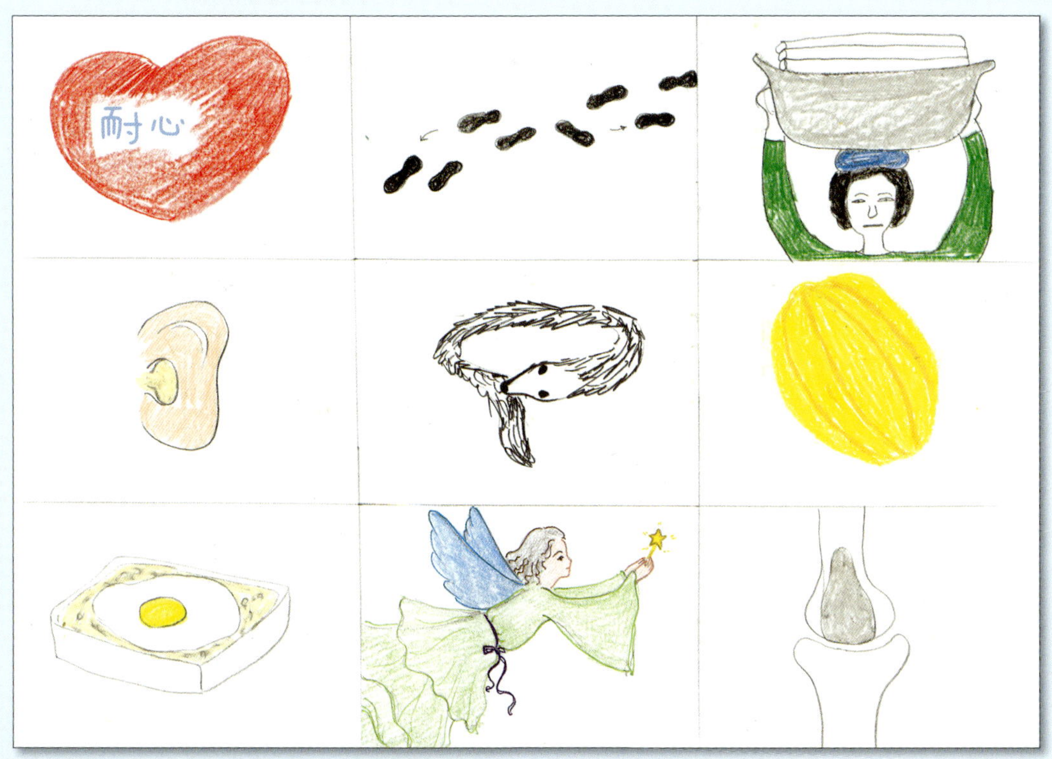

凝神静思

耐心的妈妈	舞风	节日时做 年糕的样子
妈妈的助听器	兔毛围巾	最喜欢的水果
妈妈的盒饭	天使般的妈妈	人工关节手术

在被分成9格的图纸上，画着具有象征意义的个人物品和事件，没有其他客观的解释方法。在完成绘画之后回想一下，作画的顺序具有怎样的意义，每幅画给你什么样的感觉。绘画的同时也可以写下简单的说明。另外，整体观察图画，冷静地回想一下你对所画对象有着怎样的情感与想法。

初期所画的图画，多数表现的是最先联想到的象征物、所画对象现在的状况。按照顺序一步一步地画，你会发现，对所画对象的印象和相应的回忆就会慢慢浮现，并随着绘画的深入而越发清晰。此外，所画对象与自己的关系越密切，你在图画中表现出有象征意义的符号就越多。这种技巧不但可以看出所画对象对你生活的影响，还能看出你与所画对象的关系，在绘画的同时，你还能够感受到情感的升华。

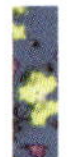

3. 曼陀罗[①]：安抚自己不安的心

试试这样做

准备物品：绘图纸，画圆的工具，彩色铅笔、蜡笔等涂色工具，铅笔，橡皮

01 在一个安静的环境中闭目冥想。听听柔和的音乐使自己安下心来，会收获更好的效果。

02 深呼吸，尽量让自己的身心放松。

03 在绘图纸上用圆规或借助其他工具画一个圆，圆的大小随意。如果觉得在圆内直接画图案有困难，可以事先准备好纹样（参见附录），再选出自己喜欢的图案。

04 在圆内自由地画图，或为曼陀罗图案上色。当然也可以在圆的外侧自由地绘画。

05 完成曼陀罗作品后，给作品起个名字。安静地看着作品，体会作画过程中产生的感情。如果身边有家人或朋友，向他们叙述自己绘制曼陀罗的过程或产生的感觉。

曼陀罗

画曼陀罗是一种在画好的圆中绘画、上色，自然地表达自己情感的美术活动，通过这种方式可以了解自己的心理状态；此外，将注意力集中在画曼陀罗的过程中，还能获得内心的平和与平衡，是一项治疗效果非常明显的、具有代表性的美术治疗方法。心理学家荣格（Jung）最先发现了曼陀罗的意义，并将其普及开来。他研究了曼陀罗对人类精神的影响，发现了通过绘制曼陀罗这一生动的体验，人们能够从中找到自己真正的面貌。

凝神静思

根据画者所处的环境与身体状况的不同，曼陀罗的大小、形态以及颜色也会有所不同。相对而言，性格大胆的人所画的曼陀罗的圆比较大，细致而小心的人所画的圆比较小。另外，通过曼陀罗的展开方向也能够窥探出画者的能量扩散、集中的状态。如果圆向外侧扩展，表明画者性格比较外向。相反，如果圆向内侧扩展，表明画者性格内向而沉稳。

---

① 译注：曼陀罗：佛教术语，梵文为mandala，意译为坛场，以轮圆具足或“聚集”为本意。本文中是指以圆形或正方形为主的对称图形。

通过曼陀罗的颜色能够分析出画者的心理状态。

理解曼陀罗色彩的意义与看透我们内心的重心是一样的。有时对颜色的意义与解释会非常明确，有时却难以理解，还有的时候一种颜色可能包含多种意义。

下面所列出的是“曼陀罗的形态象征”“曼陀罗的个数象征”和“曼陀罗的颜色象征”，希望它们能成为你通过曼陀罗重新了解自己的参考资料。

曼陀罗的形象象征

形态	意义
圆	有保护和限制圆内事物的意义，象征着没有开始和结束的永恒性，同时也意味着出现与移动并行的运动。
四方形	曼陀罗中经常出现的四方形意味着画者自己。在自我意识确立时或从父母处获得独立时，画者所画的曼陀罗就会出现这一特性。
螺旋形	顺时针方向旋转的螺旋形是指有意识的、向着现实移动的力量，逆时针旋转的螺旋形意味着无意识移动的力量。
三角形	尖角向上的三角形意味着新的诞生、创造、自己正确的主张和无意识的表现，尖角向下的三角形意味着对失去的经历、生活和死亡的认识的开始。 如果一个或多个三角形的尖角向着曼陀罗外侧，就意味着具有攻击性的能量正向外扩展。相反，如果尖角向着曼陀罗的中心则意味着具有攻击性的能量正向着自己的内心扩展。
十字架	可以解释为调节画者内在的各种矛盾要素的象征。
眼睛	如果在曼陀罗内只画了一只眼睛，象征着画者自己，含有与身份相关的信息在内。有许多只眼睛的时候，表示画者有被观察着的感觉，也可能意味着内心的无意识所看到的眼睛。
树木	树木象征画者自己，树枝折断的情况意味着画者在心灵上有某种创伤。树枝与树叶传达了画者的人际关系的相关信息。树木即将超出曼陀罗圆的边缘时，可以解释为画者内心想要摆脱周围的环境，独立成长。
花朵	花朵意味着能够重新出发的时期的到来，也意味着画者等待着孩子的诞生。在分析圆内的花朵时，观察一下有几朵花、几片花瓣、花是什么颜色的，这对分析花朵的意义有很大帮助。
星星	如果只画了一颗星星，表现的是独立的灵魂，意味着画者想要确立自己的人格，以及达成自己的目标的坚定姿态。如果画了许多小星星，则意味着画者有着无数的潜力与竞争之心。
蜘蛛网	蜘蛛网有着反复而规则的形态，象征着不断变化的、重新诞生的自己。曼陀罗的蜘蛛网也意味着已经逝去的过往记忆再次浮现，或是准备着再次成长的过程。
彩虹	意味着将灰色的过去抛诸脑后，内心的创伤正在治愈。彩虹的七种颜色也可以解释为与数字7相关。

曼陀罗的个数象征

个数	意义
1	单一的单位，意味着开始。既表示没有对立的纠纷的心理状态，也意味着纯真。同时，还具有以自我为中心的利己主义的意义。
2	偶数是与不安定的人有关的数字。包含了紧张、不安、分离、纠纷等情绪，也意味着在对立情况下的和平解决与治疗。此外，偶数还象征着男与女、黑暗与光明、婚姻。
3	取三位一体之意，表示生命力、能量与活力。同时也意味着孩子的诞生、家庭的产生，或是从父母处分离出来，寻找独立生活的过程。
4	意味着平衡、整体性、完整性。如四季一般，与自然的顺序关系密切的数字，意味着想要寻找自己的位置，恢复正常秩序的特性。
5	代表自然整体性、完整性的数字，常以花瓣、佛家舍利等形态出现。意味着主动面对现实，也意味着内心深处有着自己的梦想与目的。
6	代表了创造性与完整性、协调、成熟与完成，或是自己努力奋斗的事情已经告一段落，意味着之后的休息、空虚感，或是象征着自己内心更加成熟、更加协调。
7	如果曼陀罗出现第7个形态，意味着我们生活中的某件事即将完成，进入收尾阶段。数字7本身拥有神圣意味，也象征着好运。
8	具有安全感、和谐、永远性、平衡等意义，代表了不断创造变化的生活模式。
9	代表了人类存在的神秘感、强化自我的心灵的能量。也意味着身体与心灵获得能量，达到和谐。
10	代表着完成、完美、现实的数字。意味着传统的伦理意识较强，可以看出对生活有着具体的对策，抱有主动的姿态。
11	数字11是比数字10多1的数字，意味着某种事物超出的变化与纠纷、挑战等。多数是指在使自己的存在更完整化的变化过程中存在纠纷。
12	每过12个月便结束一年，新的一年随之开始。对于我们来说，数字12象征着时间的流逝、循环的完成、自然的顺序等，也表示为了整体的完成与成长，不断付出努力。
13	比拥有一个周期的数字12多1的数字，一直被人们看作代表混乱、不幸的数字。曼陀罗的个数是13时，表示从过去的混乱、混沌、不幸中重新出发的意思。

曼陀罗的颜色象征

颜色	意义	分析
黑色	死亡、丧失、悲伤、愤怒、抑郁、失去自我	意味着所有生活的开始与结束。
白色	纯洁、正直、真实、完美主义者、压迫感	作为光的代表颜色，用空白表现出的白色可以看作想要接受变化的姿态。

颜色	意义	分析
灰色	忧郁、无力、怀旧、淡泊、内疚	有抑郁症的人多数会用中性颜色画曼陀罗。
红色	痛苦、愤怒、不安、感情激动、温暖、富有能量、热情	具有冲动性的能量，但会根据不同的人而采用这种充满温暖和能量的颜色作画。
蓝色	安静、舒适、和睦、安定、天国、永远、冷淡、空虚	曼陀罗内的蓝色与妈妈的爱有关。浅蓝色表示对妈妈有积极的印象，深蓝色表示对妈妈有消极的印象。
黄色	明朗、温暖、愉快、意志、丰富	黄色有压倒性的一面，通常是为了掩饰自己内心的黑暗面而努力表现出的过度明朗。
绿色	生命、健康、平和、创造、治愈	具有想要帮助他人的品质的人所画的曼陀罗中绿色较多。
褐色	刻薄、克服苦难、信赖、悲伤、贫穷、放弃	褐色是将红色加深后的颜色，意味着尚未治愈的过去的伤口。
橘黄色	自我主张、自尊心、自我意识，兼具自我怀疑、无力、忧心的双重性	由红色与黄色混合而成的橘黄色含有两种颜色的双重意义。
粉红色	浪漫、优雅、爱情、虚弱、保护欲、丧失竞争心	粉红色经常出现在拥有身体上的疾病或有过压力体验的人身上。
宝蓝色	高贵、神秘、创意性、成长、忧郁、内心紧张	宝蓝色象征着不寻常，如果压迫性地经常使用则意味着作画人有以自我为中心、权威性的性格。

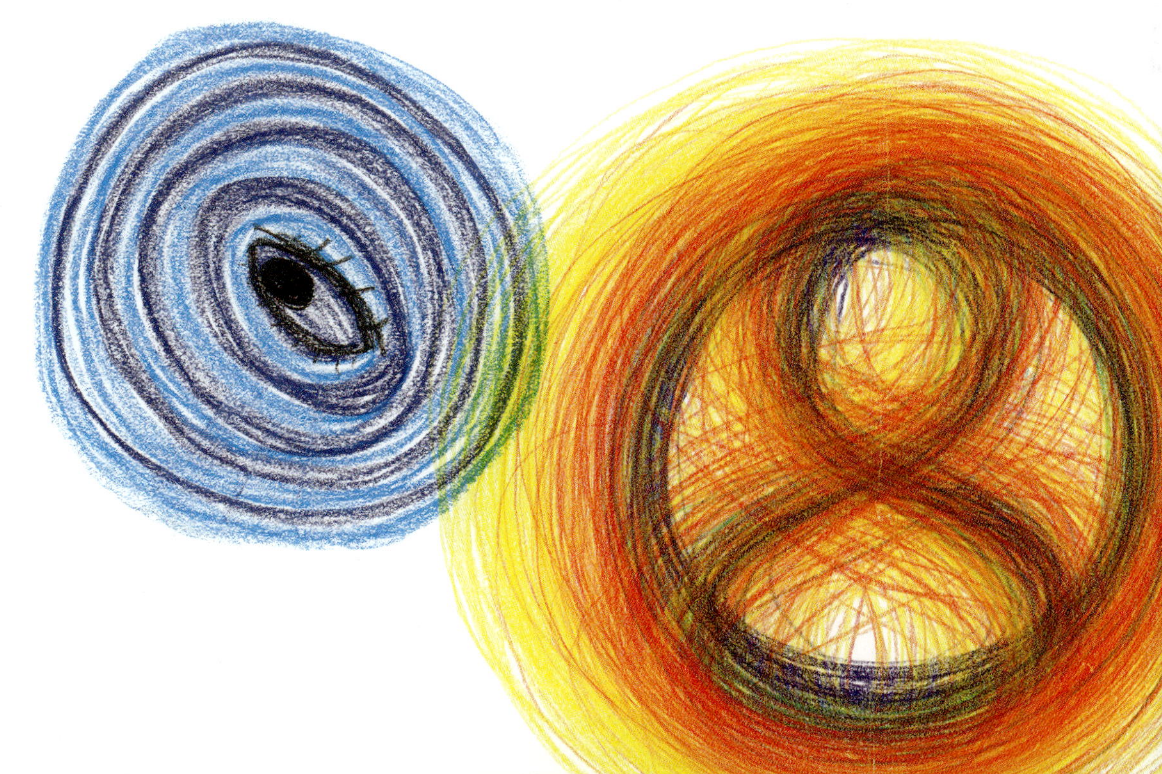

通过文字来透视自己的内心

文字更易于表达我们的内心

虽然用彩色铅笔或蜡笔绘制内心图画是个不错的方法，但当内心印象不清晰时，就不如用文字来描述更切合内心感受了。观察自己的内心，采用更舒适、更普遍使用的方法，效果会更好。

事实上，通过语言或文字想要接近人类内心深处无意识的想法并不容易，反而是图画能更好地体现作画者内心的无意识映射，让其看透内心的真实想法。但是，文字的优点是可以表达内心具体的情况，既可以很容易地开始内心旅行，又可以集中表达自己的内心。如果用文字来表达内心具体的感受，我们很容易通过联想而获取画面感，从而产生形象的感受。

在这里，通过阅读本节内容，我们来了解平时自己拥有怎样的想法，当前自己的内心是怎样的状态，以及空闲时我们想要观察哪些部分。通过文字来透视自己的内心时，如果同时想用图画表达，也可以在空白处随意地作画，或用涂色工具为它上色。事实上，将这个方法与“通过图画来透视自己的内心”结合起来使用，能让我们更有效地看清自己的内心。

收集想法，为了解自己打下基础

回顾自己的一天，刚开始的时候，也许你很难写出较长的文章。那么，请试着将能够描述自己这一天各种情况的词语或句子写下来。记录下这一天当中你所能记住的事情或对那些事情的看法和情感，方便以后回顾时能够准确地回忆起之前的情景，同时也能为了解自己的情感变化奠定基础。

另外，我们还可以通过6张“自我诊断调查书”来直观地确定自己现在的状态。无论何时，每当需要了解自我时，我们都可以使用“自我诊断调查书”。而“自我采访，真挚地面对自己”的方法，是给自己提问题，并寻找答案，从而准确地了解自己的想法与情感。

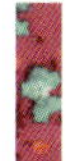

1. 用文字记录自己的一天

试试这样做 | 准备物品：空白笔记本或日记本、涂色工具或相机、圆珠笔、铅笔、橡皮

01 确定一天里最悠闲的时间。

02 回顾一下自己这一天里发生的事情。
高兴的事情、感到幸福的事情、后悔的事情、困难的事情等，试着找出记忆中印象最深刻的事情。

03 在空白笔记本或日记本上将自己的这一天记录下来。
如果写文章较困难，也可以直接通过罗列单词或写简短的句子来表述。这时，如果可以把想到的场面用图画的形式描绘出来也不错，还可以给它涂上颜色；拍照片的方法也很好。

Tip 回顾那些逝去的日子

找出放在书橱里很久以前的日记本，来一场时间的旅行吧。试着回忆一下儿时所经历的事情，以及当时内心所产生的情感。在回忆时，也许你会时而露出笑容，时而陷入悲伤。“如果让现在较成熟的自己回到过去会怎么样？”怀着这样的想法来看过去的日记本，你还能够深刻感受到自己现在的生活状况以及自己现在的样子。

翻一翻自己以前的日记本，试着回顾一下以前经历过哪些事情，主要有着怎样的想法和感觉，并用文字或图片将其整理出来。以一年为单位来对曾经经历的那些事情和感觉进行整理，那么过去的每个瞬间便犹如全景画一般逐幅地展现在眼前。通过这个活动，我们可以掌握自己的多种面貌。

凝神静思

“日记本”是能够最直接地认识自己的一个“场所”。因为日记是自己亲笔写的，可以不用担心被任何人发现而随意地表达自己的内心，是一个能够完全掌握自己的工具。

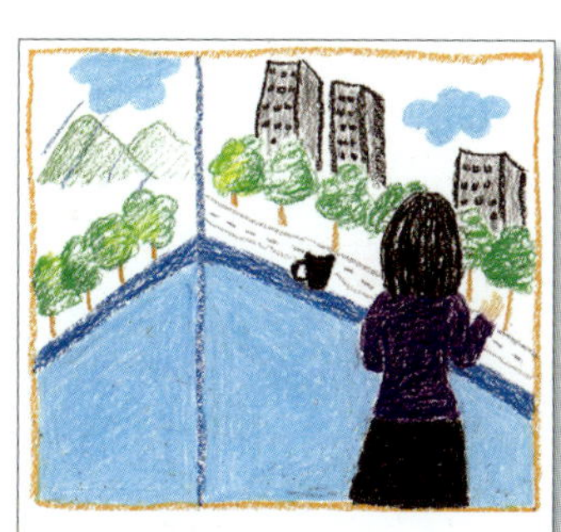

2010年11月28日 星期日
今天是周日，明明是休息日，我却因为部长的命令来上班。虽然在工作，我却按捺不住烦躁。如果能更快地完成工作，我或许能少些辛苦、痛苦呀。

看着过去的日记，我们便能够发现什么时候自己感觉到幸福、什么时候很自信等信息，虽然信息很少，但认识自己的机会却很大。另外，也要找出从什么时候开始自己的内心产生了困扰，这些做法或许能够帮助我们治疗已经存在的心理疾病。

如果被紧张的生活逼迫而没有时间写日记，就请试着在日历上用简短的文字整理出自己的一天。文字、图画、照片等媒介都可以拿来使用，只要真实地表达和记录自己的内心即可，这一点是非常重要的。

2. 自我测试，发现自己真实的心理状态

01 心理安逸感测试

下列试题都是各位在平时生活中经常想到的问题。阅读这些试题，并在你认为与自己情况最接近的选项中做上标记。

	试题	非常同意（5分）	同意（4分）	一般（3分）	不同意（2分）	完全不同意（1分）
1	现在没有想过要拓展自己的生活领域。					
2	在回忆过去的时光时会满足现在的结果。					
3	对维持与朋友间的亲密关系感到困难而疲累。					
4	即使与许多人意见不一致也会说出自己的意见。					
5	只是一天天地活着，对将来没有特别的想法。					
6	对自己很有信心，很自信。					
7	没有几个可以谈论自己苦恼的亲密朋友，偶尔会感到孤独。					
8	虽然曾经确立了目标，但现在回想起来，似乎是在浪费时间。					
9	能负起日常生活中我该负的责任。					
10	在决定某件事情的时候，通常不会受其他人的影响。					
11	有时会对应该做的事情感到疲惫。					
12	偶尔会感到每天所做的事情是细小而不重要的。					
13	几乎喜欢自己性格的所有方面。					
14	真正需要的时候，能够倾听我诉说的人并不多。					
15	会受自我意识强的人的影响。					
16	回顾过去的时光，发现自己并没有太大的发展。					
17	不知道在自己的人生中想要得到的是什么。					
18	虽然过去曾犯过错误，但总体来说，觉得所有事情还是进行得很顺利的。					
19	大体上讲，我的个人问题会处理得很好。					

	试题	非常同意（5分）	同意（4分）	一般（3分）	不同意（2分）	完全不同意（1分）
20	大部分人似乎比我交的朋友更多。					
21	拟订未来的计划，并享受为完成计划而努力的过程。					
22	即使我的意见与其他人的意见相反，还是确信我的意见是正确的。					
23	只有灵活使用时间，要做的事才能按时处理好。					
24	过去一段时间内身边的人中就我自己有很大的发展变化。					
25	我所制订的计划不管怎样都会努力去完成。					
26	对于众说纷纭的问题，我无法提出自己的意见。					
27	只有改变现在的生活方式才能迎接新的挑战，不喜欢这一点。					
28	回顾过去，既有好的时候，也有辛苦的时候，总体来说很满足。					
29	已经抛弃了想要改善或改变自己的人生的想法。					
30	跟亲戚相比时，我总会为自己感到欣慰。					
31	用自己制定的标准来评价自己，而不用别人的标准来评价自己。					
32	曾按照自己的意愿确定自己的生活方式。					
33	到现在为止，我的生活方式不可能再发生改变。					
34	基本没有与其他人建立深厚、亲密的关系。					

Tip 心理安逸感的评价标准

“心理安逸感”指的是想要容纳生活，维持积极的人际关系，挖掘自己的潜能的尺度。在完成问卷之后，试着将黑色试题的分数相加，再将红色试题的分数相加看看。由于问卷中肯定的试题与否定的试题混合在一起，无法确定肯定与否定试题的分数，但是黑色试题的分数之和越高，表示心理上的安逸感越强，红色试题的分数之和越高，表示心理上的安逸感越弱。

这个测试体现的并不是我们内心在某一时刻是处于安逸状态还是劳苦状态，而是从平时的生活感受中推测出，我们在心理上感受到的幸福度或满足度处于何种程度，因此将这个测试的结果与现在的心情联系到一起会有点儿牵强。如果测试结果表明你的心理上的安逸感非常弱，最好能向专家求得帮助。

02 生活满足度测试

下列试题是一些关于各位对生活的满足程度的问题。请在与自己情况相近的选项中做上标记。

	试题	非常同意（5分）	同意（4分）	一般（3分）	不同意（2分）	完全不同意（1分）
1	与过去相比，现在的一切变得更好。					
2	与所认识的大部分人相比，我的人生坎坷更多。					
3	现在是我人生中最黑暗的时期。					
4	我小的时候更幸福。					
5	我的未来可以比现在更幸福。					
6	今年是我人生中最好的一年。					
7	现在的生活无聊而单调。					
8	我正期待未来会发生快乐的、有趣的某件事情。					
9	我所做的事情就像平时一样，很有趣。					
10	我对现在的生活感到疲倦。					
11	在回顾过去的人生时，我感到相当满足。					
12	即使能够改变过去，我也不想改变。					
13	与年龄相仿的人比较，我的外貌保养得更好。					
14	制订了从现在开始的一个月或是一年的计划。					
15	回顾以往的生活，我想获得的对我很重要的东西大多没有得到。					
16	与其他人相比，我总是很忧郁。					
17	生活中，与所期待的事物相比，我获得的更多。					
18	周围的人评价我的生活时，总说比以前更糟了。					

Tip 生活满足度的评价标准

“生活满足度”测试是以确定自己对生活的满足程度为目的的。当你对自己的生活感到不满足时，就来做一下这个测试吧。掌握自己现在的状态，提高自己的满足度是需要努力的。在完成测试之后，试着将黑色试题的分数相加，再将红色试题的分数相加看看。黑色试题的分数之和越高，表示你对生活的满足度越高；红色试题的分数之和越高，则表示你对生活的满足度越低。

03 心理幸福感测试

下列试题是与各位平时在做某些行动时所感受到的心理上的幸福相关的问题。仔细阅读每个问题，并在与自己情况最相近的选项中做上标记。

	试题	非常同意（5分）	同意（4分）	一般（3分）	不同意（2分）	完全不同意（1分）
1	在日常生活中总会感觉到快乐。					
2	在做所有事情时都会感觉到乐趣。					
3	会专注于某种活动或活动本身。					
4	做所有事情总是带有明确的目的。					
5	在所有的活动中都会感受到成就感。					
6	总是尽情地表现自己。					
7	对所有的事情感到满足。					
8	会在所有事情中找到舒适感。					
9	精神很容易集中。					
10	目前正做着自己想做的事情。					
11	对每件事都充满自信。					
12	总觉得自己可以。					
13	在所有的事情中总会找到快感。					
14	参加所有的聚会，积极性很高。					
15	觉得现在的自己是最幸福的。					
16	总是过着充满活力的生活。					
17	总是与周围的人相处得很和谐。					
18	在做某件事的时候偶尔会忘记时间的存在。					
19	觉得自己总是活得很真实。					
20	总会切实地感受到自己确实是活着的。					

Tip

心理幸福感的评价标准

20~34分：危险数位，需要相当注意，或需要与专家商谈。**35~54分：**稍低于平均值，值得注意。**55~74分：**有略微的幸福感，根据情况的不同而有所不同。**57~100分：**在平均值以上，没有特别的问题。

“心理幸福感”是指在平时的活动中所体会到的幸福感。这个测试是为了准确地掌握自己，因此真实的回答是非常重要的。不必因为心理上的幸福感低而过于担心。首先要准确地了解自身的真实状态，这是非常重要的开端。

04 生活幸福感测试（针对已婚女性）

下列试题是针对已婚女性在平时生活中感受到的幸福程度进行的提问。仔细阅读问题，选出与自己最相近的选项。

	试题	非常相近（0分）	相近（1分）	不太相近（2分）	完全不这样（3分）
1	想要的东西能够买得起，有这样的经济实力。				
2	很享受业余生活，有这样的经济实力。				
3	生活中没有不便的地方，有这样的经济实力。				
4	对于过去的生活感到骄傲与自豪。				
5	对到现在为止所得到的一切感到满足。				
6	可以很自豪地说，到现在为止我过的都是自己想要的生活。				
7	总是很喜欢文化生活。				
8	很喜欢运动和休闲生活。				
9	总是摆脱日常生活去旅行。				
10	拥有能够令别人羡慕的社会地位。				
11	自己（或配偶）拥有令人倾羡的工作。				
12	自己（或配偶）所做的工作会得到他人的尊重。				
13	为了实现自己的梦想而不懈努力。				
14	尽自己最大的努力来挖掘自己的潜能。				
15	为了达成目标而不懈努力。				
16	自己应该做的事情自己会看着做。				
17	如果遇到问题，我会努力解决。				
18	即使处于困境，也能处理好，使自己摆脱困境。				
19	认为当今社会的职场构造是稳定的。				
20	对我国的教育制度与教育环境表示信赖。				
21	认为当今社会是由相互信赖的氛围包围着的。				
22	信仰与宗教在自己的生活中必不可少。				
23	积极地参加宗教活动。				
24	宗教在我的人生中没有太大的意义。				
25	总是为了别人做各种义务活动。				

	试题	非常相近（0分）	相近（1分）	不太相近（2分）	完全不这样（3分）
26	在帮助有困难的邻居时感到很有意义。				
27	将所得的一部分捐献给有困难的邻居或团体。				
28	子女都成长得很正直。				
29	子女都敦厚友善。				
30	子女都长得很健康。				
31	与父母相处得很和睦。				
32	得到了父母的认可。				
33	与亲戚维持着和谐的关系。				
34	夫妻间相敬如宾，举案齐眉。				
35	经常与配偶对话。				
36	配偶经常帮助自己做家务。				
37	有很多与自己心灵相通的朋友。				
38	有几位像家人一样的朋友或邻居。				
39	可以倾听自己的苦恼的朋友或邻居并不多。				
40	拥有匀称的体形。				
41	拥有让人产生好感的外貌。				
42	拥有为各类人所喜欢的外貌。				
43	没有特别的贪欲，只是积极地活着。				
44	所有的事情都能够积极地面对、解决。				
45	无论处于何种状况，都很容易感到满足。				
46	对自己的健康没有信心。				
47	现在身患疾病。				
48	健康到做任何活动都不会受到限制的程度。				

Tip

生活幸福感的评价标准

0~35分：在平均值以上，没有特别的问题。**36~70分**：能感受到少许的幸福，根据情况的不同而有所不同。**71~105分**：比平均值略低，需要注意。**106~144分**：危险数值，应该非常注意，需要与专家商谈。

“生活幸福感”测试是将幸福以数值的形式表现出来的一种形式，能够同时掌握个人的特性（人生观等）、存在的条件（健康等）和高层次的要求（自尊心等）。虽然测试的结果也非常重要，但确定自己在上述三种能够产生幸福感的领域中可以弥补的分数的值更为重要。

05 压力测试

了解自己现在的状态是克服压力的捷径。请诚实地说出最近一个月你对下列试题有何种程度的感受。请注意，不要做过深的思考。

	试题	总会感受到（3分）	经常感受到（2分）	偶尔感受到（1分）	完全感受不到（0分）
1	处于非常紧张或不安的状态。				
2	心情总是摇摆不定。				
3	对于小事总是很神经质。				
4	感到耗损、无力。				
5	无法从容镇定。				
6	大清早便感到疲劳，做事没有力气。				
7	生气时控制不住自己的情绪。				
8	总是因为想不到的事情而感到困扰。				
9	苦恼一直在脑中，挥之不去。				
10	万事不如意，陷入欲求不满的状态。				
11	做事不能集中精力。				
12	害怕在人前露脸。				
13	无法直视别人的视线。				
14	重复犯相同的错误。				
15	与家人或亲近的人在一起也觉得不自在。				
16	有失眠的症状。				
17	心脏跳得很快。				
18	面部或身体的某个部位有痉挛。				
19	有眩晕症。				
20	出很多汗。				
21	身体发痒或感到刺痛等，感觉非常灵敏。				
22	腰痛。				
23	眼睛疲劳。				
24	肩颈酸痛。				
25	头痛。				
26	有感冒、咽喉炎等感染症。				
27	便秘。				
28	发烧。				
29	消化不良。				
30	腹泻。				

Tip

压力的评价标准

0~5分：在平均值以下，没有特别的问题。**6~12分：**平均水平，工作的成年男女的平均水平。**13~19分：**比平均值略高，需要注意。**20分以上：**危险数值，需要非常注意，或与专家商谈。

有些人对于最近一周发生的事，反而比昨天的事情记得更清楚。这种情况下，要客观地把握一个月的压力状态是很难的。在评价测试结果时，要考虑到这一点。如果问题持续处于严重程度，就需要专家的帮助。

06 抑郁度测试

通过下列试题能够检测出各位平时忧郁的程度。仔细阅读每个问题，试着选出真实的答案。

	试题	不是（3分）	略微有一点（2分）	很严重（1分）	非常严重（0分）
1	心情很悲伤。				
2	对未来很悲观。				
3	认为以往的日子过得很失败。				
4	对日常生活不满足。				
5	有负罪感。				
6	认为自己想做的事可望而不可即。				
7	对自己很失望。				
8	事情不顺的话，认为是自己的责任。				
9	想要自杀。				
10	无缘无故地哭泣。				
11	焦躁、心烦。				
12	不太关心别人。				
13	对某件事情做不了决定。				
14	认为自己比以前长得丑了。				
15	想要开始某件事的时候很累。				
16	睡眠不好。				
17	很容易疲劳。				
18	没有胃口。				
19	体重减轻。				
20	担心身体出现异常。				
21	对性生活提不起兴趣。				

Tip

抑郁度的评价标准

1~9分：在平均值以下，没有特别的问题。**10~15分：**轻微的忧郁状态，根据状态的不同而有所不同。**16~23分：**比平均值略高，需要注意。**24~63分：**危险数值，需要非常注意，或与专家商谈。

你诚实地回答了这些问题吗？结果可能会与你所想的一致，也可能比你想的更严重一些，令你很难过，甚至也可能是，你认为自己现在非常忧郁，而结果却是轻微忧郁，让你觉得不准确。其实，我们不能仅根据一个测试就断定自己的抑郁状态，而应通过这个测试来掌握自己的状态，并开始调节，这才是最重要的。

3. 自我采访，真诚地面对自己

试试这样做 | 准备物品：空白笔记本或日记本、涂色工具、圆珠笔、铅笔、橡皮

01 确定自己内心最轻松的时间。

02 在空白笔记本或日记本中写下第33页中提出的一个问题。

03 像对自己进行采访一样，提出问题，想一下答案。

04 自由地写出所提问题的答案。这时可以根据脑中所想来回答，也可以仔细思考后再回答。可以将想到的画面用图画表现出来，还可以用颜色来表达。用一个自己认为最方便的方法来回答问题。

05 也可以不采用后面所列出的问题，而是想一个想问自己的问题来进行自我采访。

06 过很长一段时间再来看问题，如果有了新的答案也可以追加，在后面写下来。

凝神静思

在人生的旅途中，我们会遇到许多情况，拥有许多经历。不管是在完成吃了睡、睡了吃的基本活动时，还是在选择学校、工作或是决定结婚的瞬间，我们的脑海中都会出现许多问题。如“今天吃什么？”“哪一个更好？”“对我来说什么才是重要的？”等等。生活的每个瞬间都有各种问题需要回答，需要选择。

自我采访是一种能让我们充分观察自身的想法与心意的活动。作为生活的主人，如果我们对自己很了解，就能在人生的每个瞬间选择出最适合自己的方向。在做这项活动时，需要有充分的时间来真挚地面对自己。

如果能像拍摄电影一样在脑海中描绘自我采访的状况，答案就能更生动。想象自己是电影的主人公，犹如处在真实的场景中一样，体会着当时的氛围、温度、声音，甚至感受，将回想起的影像绘成简单的草图，旁边可以写下自己的想法与感受，制作一幅属于自己的“电影海报”。那么，遥远的未来的样子也能变成强烈的画面，成为生活中重要的指南针。

在结束了第3章的美术治疗活动后，也请完成一份第33页的自我采访，将自己的想法与感受整理出来。同时也请再回顾一次用图画表现出来的内容，从而更准确地掌握自己的内心想法。

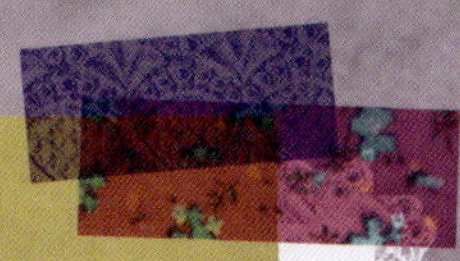

自我采访

让我非常喜欢并感到快乐的事情是什么？

让我感受到幸福的瞬间是什么？

让我的身心都保持健康的是什么？

如果有能给予自己力量的人或事存在的话，会是什么？

认为人生中真的非常重要的是什么？

在日常生活中我再也不想做的事情或习惯是什么？

认为自己真的做得非常好、很有自信的事情是什么？

我所梦想的生活、我的未来是什么样的？

如果现在我有1亿元，我会用来做什么？

想要实现未来的梦想，现在我所能做的事情是什么？

如果有一天离开这个世界，我想留下的是什么？

专栏 弗里达·卡罗 |名画中的女人|

“我画自画像，因为我总是孤独的，因为我是最了解自己的人。”

弗里达·卡罗的一生

弗里达·卡罗，1907年出生于墨西哥城，7岁时患上小儿麻痹症，致使右腿萎缩。18岁时，一场交通事故使她的脊椎、右腿、子宫受损严重，一生接受过30余次手术。这场事故给她带来了身体上、精神上的痛苦。打着石膏躺在床上的女人，能做的只有绘画，父母在她的床边安放了一面全身镜，并为她准备了画架。弗里达每天观察着镜子中的自己，开始作画，并因此画了一生的自画像。

没有接受过任何美术教育的弗里达，需要有人来为她的作品做出评价。她希望里韦拉[①]对她的天才与热情做出评价，他是墨西哥当时的代表性画家。他的评价让想成为画家的弗里达更坚定了自己的决心，最终两人结婚了。弗里达作为里韦拉的妻子，加入了墨西哥共产党，后退党，与丈夫一起参加社会运动，并成为他作品的模特，想尽办法给他创作的灵感。

与众多女性有染的里韦拉即使在婚后也继续搞婚外恋，弗里达嫉妒、愤怒，生平第一次知道了何为孤独感与失败感。即使与别人分享爱情，她也想留在里韦拉的身边，但他们最终还是离婚了。这时，脊椎的疼痛加剧，她接受了几次大手术。离婚一年后，以经济生活与性生活独立为条件，她与丈夫复婚了。

虽然里韦拉的外遇依旧不断，但弗里达在故乡科瑶坎饲养了鹦鹉、猴子和狗，找回了精神上的安宁。与此同时，她也开始教授美术课程。在纽约和巴黎举办画展后，她获得了国际性的声誉，不是作为里韦拉的妻子，而是以“画家弗里达·卡罗”稳固了自己的地位。

① 里韦拉：迭戈·里韦拉（1886—1957），墨西哥著名画家、壁画家，活跃的共产主义者，弗里达的丈夫。

弗里达·卡罗的自画像

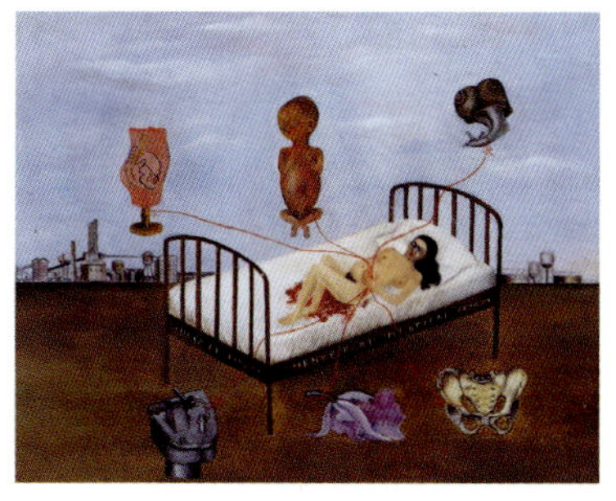
《亨利福特医院》1932

弗里达经历了3次流产，并未给所爱的丈夫生育子女，为此她一直很难过。作品《亨利福特医院》中，病床上积满了湿漉漉的血水，作者平躺在上面，表达出作者当时的痛苦与悲惨。红色的线上，连接的是未及出生的孩子，变了形的、无法生育的骨盆，手术工具和象征着生产与妊娠的蜗牛。画中包含了失去孩子的悲伤与痛苦，对自己无法生育的身体的愤怒与理解，以及想要孩子的恳切愿望。

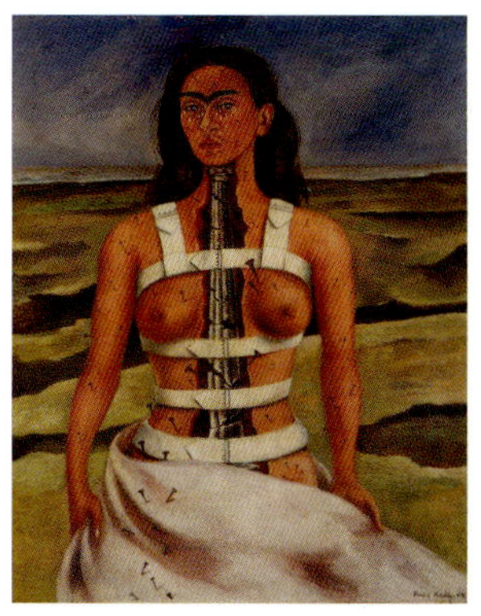
《折断的脊椎》1944

随着脊椎疾病的再发，弗里达使用了类似于刑具的钢丝背心。作品《折断的脊椎》中，她用损坏的希腊神殿的支柱来代表自己的脊椎。全身钉满了钉子，不断流淌的泪水代表了当时她所承受的极大痛苦。

弗里达·卡罗的生活及其作品中的女性

弗里达的生活极具戏剧性。从儿时起便躺在病床上，忍受着病痛。作为女人可以享受的生育的快乐以及丈夫的不渝的爱，是她做梦也不敢想的。另外，在成为画家名扬世界之前，她也走过了一段艰难的道路。在她的作品中，与其说她是作为一个卧床不起的病人、一个有着外遇的丈夫的妻子、无法生育孩子的女人而活着，不如说她将生活的痛苦与依靠寄寓到画中，选择了画家“弗里达·卡罗”的人生。忍受着极度的痛苦，在艰难的境遇中守护自己的弗里达，她的努力有时会让人感到很可怜，给人带来强烈的冲击。

在弗里达的作品中，有很多自画像表达了她想要克服事故带来的苦痛的情感，她通过镜子观察到自己的心理状态。从她作品的真实性和带有的强烈情感色彩中，我们不仅能感受到她的伤痛、孤独与痛苦，更能感受到她那令人触目惊心的隐忍、渴望克服苦痛的强烈意志。承载着弗里达·卡罗的勇气和意志，各位也请用镜子观察一下自己的心理状态，并努力投入美术治疗活动中去吧。虽然直面自己的内心并不容易，但当你经历了这一段充实的日子后，你会发现自己已经变得更加坚强、更加成熟。

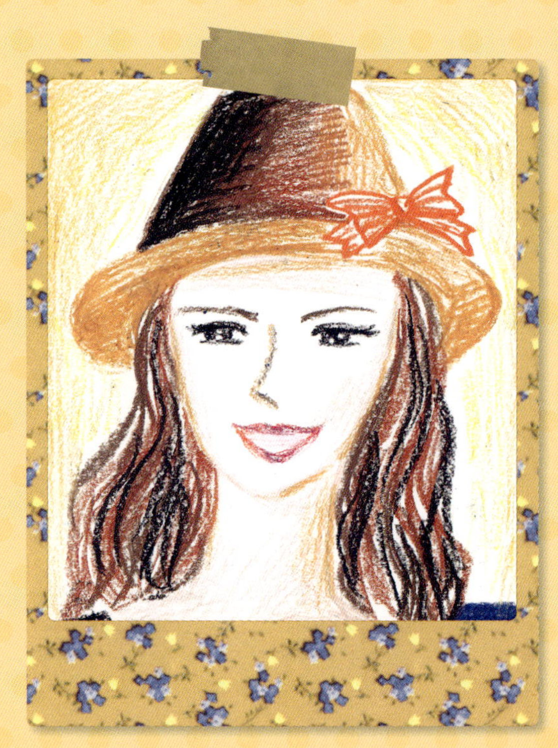

通过各种各样的美术治疗活动，
大家可以随心所欲地表达自己的想法与情感，
倾听自己内心的声音。

第3章

美术：奔向幸福的完美计划

现在为大家介绍在现实生活中能够独立完成的三期15期美术治疗计划。通过各种各样的美术治疗活动，大家可以随心所欲地表达自己的想法与情感，倾听自己内心的声音。随着内心伤口的治愈，也会形成积极的自我概念。观察自己这个年龄段的女性所具有的苦恼与美术治疗活动，学会让自己的日常生活充满智慧。

三期美术活动：幸福不跑偏

一个人的美术治疗计划指南

现在开始为大家介绍现实生活中可以独自进行的美术治疗活动。由于每个人在性格、年龄、疾病等方面各有不同，因此每个人进行美术治疗时，在心理状态和身体状态方面要达到的目标也不尽相同。先根据第2章中的测试，测出自己的想法与情感，以此为基础再根据第3章的美术治疗目标来确定自己最需要的是什么，想要在哪些方面有所变化。美术治疗从大方面来说可以分为初期、中期、后期进行。这里我们将介绍一共15期的美术治疗计划。请在每个阶段、每一期制定适当的治疗目标。

初期：向往幸福

初期，怀着一颗平常心开始美术治疗活动。感受美术活动的乐趣，同时回忆自己的样子和周围的情况，这就是初期的目标。因此我们采用能够缓解紧张的呼吸法，或是用音乐来营造平静的氛围，同时选择自己既熟悉又适应的美术材料。将美术作为表达自己的手段，便可以将自己的想法与情感随意地表达出来；同时，对美术产生的茫然和恐惧也会消失，从而感受到美术治疗活动的乐趣。通过初期的美术活动，让你对自己与家人进行思考、回顾，从而为进入美术治疗的下一期做好准备。

中期：靠近幸福

中期，在美术活动中随意地发泄自己被压抑的情感，从而走进自己隐藏的内心世界。同时，实现日常生活中所确定的目标，或是逐步省察达到美术治疗的最终目标所存在的阻碍或被压抑的心情是什么。通过绘画等美术活动将自己的问题或心情用某种形态来具体化，或用图像来再现；同时体验美术活动过程中自己内在的情感，更明确地理解自己的内心世界。表达自己真实的内心想法，在其中驻足，不仅会让我们逐步成长，也会让我们重新看待自己和周围的事与物。

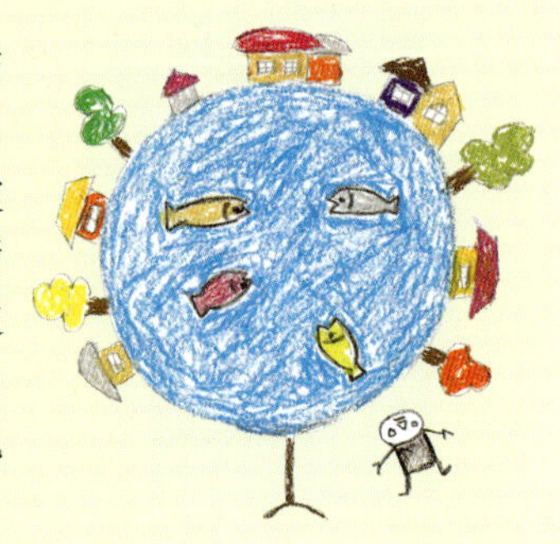

后期：感受幸福

后期，通过美术治疗逐步接近生活目标，并发现自己未来发展的情况。经过初期与中期的治疗活动，了解了心中伤口的所在和像淀粉一样沉积于心的情感后，寻找到可以直视真实的自己的机会。随着作品一件一件地完成，你会不断获得自信与成就感，并由此形成积极的自我概念，从而为现在的生活打下坚实的根基，并以此为基础去确定自己未来的发展方向，最终为这段寻找自我的旅程画上完美的句号。

美术治疗的效果

美术是将我们的个人情感、经历、信念等用非语言的形式讲述出来的媒介。因此，通过美术这一工具可以理解并认识自己，然后重新出发。平时，我们通过鉴赏美术作品或创造作品的美术活动来表达内心压抑的情感和需求，从而找到重新认识自己的机会。从这个意义上来说，美术治疗活动本身就有让我们回顾自己、治愈感情、安定身心的效果。

通过美术治疗，我们不仅能够发现自己创造性的潜力与快乐的根源，还能找出抑郁、痛苦的原因。我们可以通过本章介绍的15期正式的美术治疗计划来缓解苦涩、难过的情感，以作品为媒介对自己进行提问，并仔细思考，让我们在逐步认识自我的过程中完全地理解自己，找出之前一直存在的问题的解决线索。

在进行美术治疗时，将注意力集中在自己的感觉与想法上是非常重要的。我们需要了解在美术治疗开始、创作的过程中，以及作品完成时自己的感觉是什么。同时，还需要考虑作品中自己喜欢的部分是哪里，不喜欢的部分是哪里，想要修改的部分是哪里，作品中所表达的要素与自己的哪种情感有关。给自己提出这样的问题，我们就能更接近自己的内心世界，并了解最真实的自己。

在进行美术治疗时或在生活中的每一天，我们要始终怀有"心中有我"的心境。即使出现了疲惫、痛苦的状况，我们也一定要记住：我们自身就拥有解决一切问题的力量。美术治疗可以帮助我们从新的视角来看待自己所存在的问题，创造性地解决问题，让生活更富活力。爱最真实的自己，为了实现自己的梦想，让我们开始美术治疗的旅程吧。

初期：向往幸福

期数	主题	内容	期待效果
1	装饰自己的名字	将自己的名字装饰成图画	·缓解紧张，诱发兴趣 ·重新认识自己
2	在家人中回顾自己	用图画表现出家人的样子	·思考家人，以及自己在家人中的位置
3	画出自己的样子	将自己的样子绘成图画	·认识自我，理解他人 ·把握自己身体的形象

中期：靠近幸福

期数	主题	内容	期待效果
4	用黏土表达情感	使用黏土自由地表达	·刺激感觉，缓解紧张
5	专注于自己的情感	装饰曼陀罗	·集中注意力与获取情绪上的安定 ·掌握自己的内心
6	绘制情感图表	表达自己内心多样的情感	·体会内心的情感
7	自我形象的抽象拼贴画	使用杂志图片等拼出我眼中的我，以及他人眼中的我	·确定自我本体性
8	续画名画	想象名画的空白处的内容并作画，注入名画中主人公的感情	·表达自己的内心
9	走入内心之门	表现出进入内心世界的样子	·把握内心的需求以及内向的、外向的倾向性
10	想要丢弃的，想要得到的	表现出自己的需求与未解决的课题	·自我认识与自我理解

后期：感受幸福

期数	主题	内容	期待效果
11	人生蓝图	表现出过去、现在自己的样子	·了解当前自我成长的需求 ·发现、设计期望中的自我形象 ·以现实为基础，向着希望的样子发展
12	最想去看的地方	表达出想要去看的地方	
13	收集想要拥有的物品	以拼贴画的形式将自己喜欢并想要拥有的物品收集起来	
14	我所梦想的未来	规划自己所梦想的未来，了解需要准备的东西	
15	送给自己的爱的礼物	制作一个能给予自己很多力量的爱的礼物	

Tip 这里介绍的15期美术治疗计划并未考虑到个人特性的相关因素，而是针对普遍适用的一般情况。因此，各位在采用这个治疗计划时，需要考虑自身的心理、身体的状态，以及性格、环境等因素，在美术材料、技法上进行灵活调节。上述美术治疗计划如果能与家人以及朋友一起进行，也不失为一个很好的经历。

让生活更富活力，
关爱最真实的自己；
为了实现心中的梦想，
开始美术治疗的旅程吧！

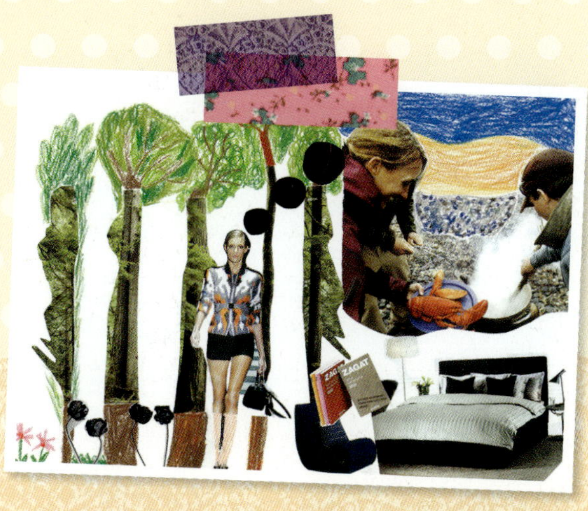

初期：向往幸福

初期是通过美术治疗打造全新自我的出发点。在这一阶段，我们可以回忆一下曾在学校的美术课堂上做过的活动，饶有兴趣地、平静地走近美术治疗。通过美术治疗而创造的作品其实是自己内心的展现，即内心深处无意识的心理状态的形象化呈现，这时的作品便是“理解自我的工具”。因此，在美术治疗活动开始时、过程中，以及完成后对作品进行鉴赏时，我们不妨问一问自己：自己有什么样的感觉？表达的是什么？仔细思考这些问题，并整理答案。这种反馈自省应伴随着美术治疗的全程。

相比与其他人一起进行美术治疗活动，独自一人在家中进行则更能深刻地了解自己，这时无意识地用图画展现的事物和情感能更准确地表达自己。但是，由于没有一个可以倾诉自己的想法与感受的人，我们也有可能无法对完成的作品进行深刻的理解。然而，如果只是绘画，而缺少对作品进行省察的后续活动的话，美术治疗活动便与普通的美术活动毫无差别。因此，在独自进行美术治疗活动时，也要像其他时候一样，在作品完成以后，深思一下作画时和完成后的感觉，并将作画时浮出的想法和形象整理出来，即使是一句简短的话，也请写下来。这一点是非常重要的。

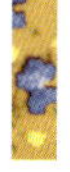

1. 装饰自己的名字

在这期计划中，我们要做的是将自己的名字装饰得漂亮些。我们首先在绘图纸上写下自己的名字，然后将其装饰起来，从而让我们对平日的自己有个全新的认识。

试试这样做 | 准备物品：绘图纸，彩色铅笔、蜡笔等涂色工具，贴纸等装饰品

01 试着想一想自己的名字包含了什么意思。

02 在绘图纸上随意地写下自己的名字。

03 使用涂色工具和贴纸将名字装饰起来。

04 装饰自己的名字的同时，想一下自己的感受，用简单的句子表达出来。

Tip 摆脱"××经理""××老师""××的妈妈"等角色，暂时抛开这些熟悉的称谓，只保留自己的名字再来看看它的意义。通过"装饰自己的名字"来重新思索自己名字的真正意义，回想一下自己仅仅因为名字就觉得很自豪的时刻，你会收到很好的效果。另外，装饰自己的名字会让我们积极地接受自己，拥有更强的存在感。

我美丽的名字，娜丽（32岁）

小的时候，朋友们总拿我的名字"娜丽"开玩笑，所以我并不喜欢这个名字。而且，朋友们的汉字名字看起来都很棒，这让我更加不喜欢自己的名字了。但是在美术治疗中做装饰自己的名字这一活动时，我有了新的感受。

我从没有好好地装饰过自己的名字，也不曾考虑过它的深层意思。这次真诚地装饰它，我竟然发现自己的名字与图画很和谐、很漂亮，这让我很满意。我感觉自己的名字像春天一样温暖而美丽。正如这幅画给人的感觉一样，我想成为一个温和的人。

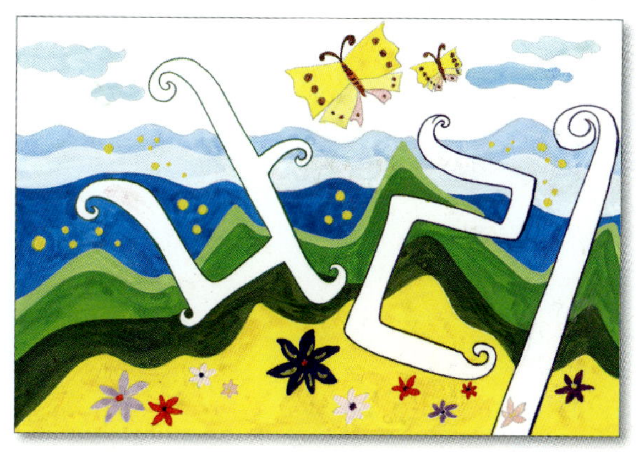

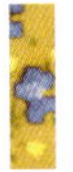

2. 在家人中回顾自己

在这期计划中，我们要来试着画出自己的家人。回想一下自己的家人，并用图画表现出来。看着自己的画，了解自己在家人中的位置和自己对家庭成员的看法。

试试这样做 | 准备物品：绘图纸，彩色铅笔、蜡笔等涂色工具

01 安排一段充分的时间来回想家人的样子。

02 不是画家人安静地站着的样子，而要画他们活动的样子。可以是大家一起做同一件事，也可以是每个人做着不同的事。

03 一定要在画中画出自己的样子。

04 作品完成后，试着想想这幅画，并用几个简单的句子写下自己的感想。

Tip 一定要在画中画出自己的样子。需要观察所画的家人的顺序，家庭成员都有谁，每个人都在做什么事，是否有被遗漏的成员，是否有需要增加的人，谁的相貌被严重地扭曲了等。思考一下自己为什么要这么画，在写下这个问题的答案的瞬间，你便能体会出自己对家人的心理状态。最后不妨和家人一起来说一说，怎样做才能让家庭关系向着更好的方向发展。

我稳固而温暖的家（28岁）

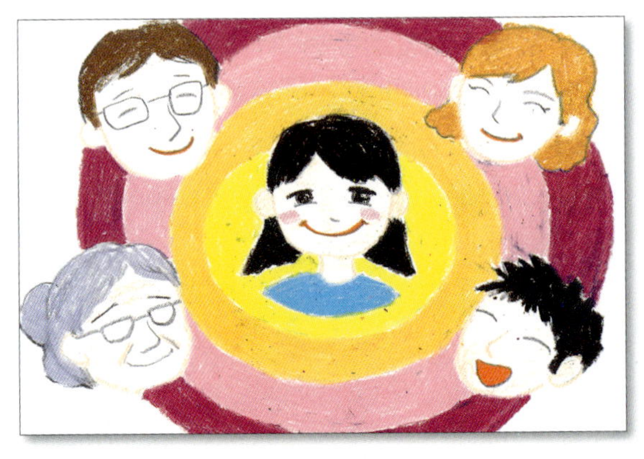

家庭成员的样子是以“我的脸”为中心画的。上面是我的父母，下面是奶奶和弟弟。我将无条件地给予我支持的父母的样子画得很温和。至今仍然把我当成小孩子一样珍惜我、爱着我的奶奶在看着我微笑。最后，像调皮鬼一样开怀笑着的弟弟，既是给予我支持的非常重要的人，也是经常给予我快乐的好朋友。我将全部家人画在一个圆内，是想表现他们互相协调配合、稳固的样子。画完这幅画，我再次感受到了家人的爱。

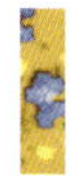

3. 画出自己的样子

在这期计划中，我们要来画出自己的样子。在绘图纸上画出自己的样子，将自己的特点形象化，并用全新的、积极的观点来审视这幅图画。

试试这样做 | 准备物品：绘图纸，彩色铅笔、蜡笔等涂色工具

01 闭上眼睛，在大脑中回想一下自己的样子，或照着镜子仔细观察自己的样子。

02 “我是一个什么样的人？”“平时我都是什么样的表情？”“与我相配的颜色是什么？”通过这些问题来更好地审视自己。

03 将自己的特点形象化之后，以图画形式自由地表现出来。

04 看着自画像，思考自我，并用简单的句子将自己的所思所想表达出来。

Tip 画出自己的样子，从而促使自己去观察过去一直忽视的面部、身体等各个部位。虽然这张脸是自己每天通过照镜子就能看到的，熟识的，但在脑中安静地回想一下，你会发现新的一面，也会产生许多新的想法。通过绘画来重新思考自己，不仅能肯定并尊重自己，也能培养出一颗爱己之心。

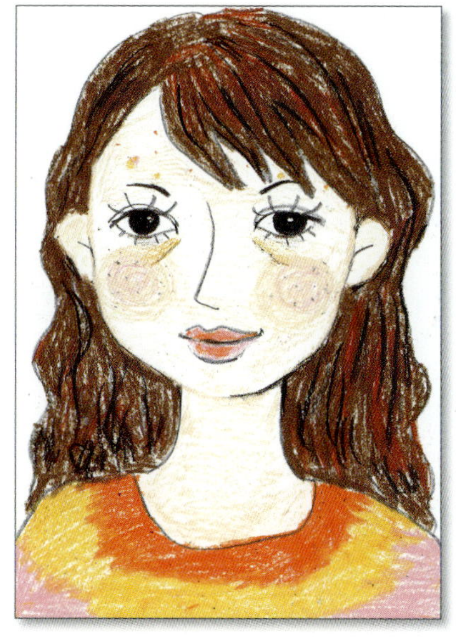

爱自己多一点儿（29岁）

大学毕业后我立刻找了工作，到现在已经过了4年。看着镜子中的自己，偶尔会感到有些陌生。每当此时我总会有“一直被工作压迫的我，都没有好好照顾自己啊”的想法。在即将步入30岁的这段时间，我的心情变得异常烦乱，就连自己的样子似乎也都是凌乱的。

回想着自己的形象特点，我重获了一种存在感。完成了这幅作品后，我产生了这样的想法：“在变得更老之前，要更加爱惜自己，我需要些时间来为自己投资，也需要让自己的心灵获得休息。”

中期：靠近幸福

在初期，我们画了自己的名字、家人以及自己的样子，重新观察了熟知的自己，也感受到了美术治疗活动的乐趣。以初期为基础，中期我们需要自然地表达并理解自己的内心。在中期前半段，我们通过多样的美术治疗活动来缓解心理上的紧张感，打造一个可以将自己的精神集中在自己的情感上的状态。随着每期活动的进行，我们无意识中被压抑的情感会爆发出来，这更需要我们将自己的注意力集中在情感上。在过去曾受过的伤痛或痛苦回忆的诱发下，我们内心隐藏的各种情感会浮出水面，无论是感觉良好的情感还是感觉不好的情感，都是我们的一部分，我们要以包容的态度来接受它们。

在中期的后半段，我们会逐步对自己的本性，即自己的存在产生肯定的态度。虽然拥有自我肯定、自我尊重的自我概念也需要他人的认可与支持，但是，“我真的很重要”“我也可以”这类的自信、成就感与自豪感，只有从我们的内心发出，才更见其效果。通过各种美术治疗活动，我们可以清楚地认识自己的样子，为拥有健康的自我概念做准备。中期的美术治疗活动重复的次数越多，我们便越能够投入到这些活动中。我们会爱上自己的作品，找回些许自信，并获得成长。

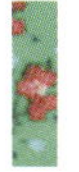

4. 用黏土表达情感

用黏土随意地揉捏、拍打，来表达自己的情感。通过“黏土活动”，我们可以随意地释放出内心被压抑的情感，从而达到缓解心理紧张感的效果。

试试这样做 | 准备物品：黏土、专用工具刀、水、水桶

01 随意地敲打、揉捏、搅拌黏土。

02 将注意力集中在揉黏土时传达出的感觉上，想一想要做成什么样子。

03 用充足的时间做出想要做的模样。

04 感受一下在长时间揉捏黏土的过程中自己内心所产生的感觉，比如：完成的作品是否让自己满意？为什么会是这种形态？用简短的句子将自己的感受表达出来。

Tip “黏土活动”是稳定情绪的具有代表性的美术治疗技法之一。黏土很容易进行塑造和修改，是适用于任何人的美术治疗材料，对于那些不善于表达愤怒或仇视情绪的人则尤为适合。“黏土活动”的优点是能够缓解紧张与压力，提高自身成就感。

拥抱内心的黏土（33岁）

上小学的时候，在用黏土制作一件作品的活动中，我一般都不会做出像样的作品；而且手上沾满泥土的感觉也让我觉得相当不舒服。虽然接触到黏土的机会并不是很多，可一旦沾到手上就需要洗手，再说我也不喜欢黏土那脏兮兮的红色。

长大之后第一次碰黏土，竟有种新鲜的感觉。因此试着敲敲打打，将黏土分开两半揉捏着，像做游戏一样。偶尔我会用手掌击打黏土，或是用力向下按黏土，这时我总有种心情放松的感觉。蘸些水继续揉捏黏土时，我回想起了中学时代的事情。那时，我没有几个朋友，经常感到寂寞，而这时黏土那柔软的感觉似乎是在安慰我，我不自觉地流下了眼泪。我告诉自己没关系。随着情绪渐渐平复下来，我的心情变好了。而随着我心情的变化，黏土的形态也在不知不觉中平稳下来。

5. 专注于自己的情感

在圆圈内用各种形态和颜色来代表自己和自己的情感。通过画曼陀罗将自己的注意力集中在情感方面，在体验安静的同时，寻找内心积极的能量。

试试这样做 | 准备物品：绘图纸（中央画有圆形的），彩色铅笔、蜡笔等涂色工具，铅笔

01 准备好画有圆形的绘图纸后，平静地坐下来，放松身心。

02 闭目休息几分钟。这时放点儿音乐听听也不错。

03 再次睁开眼睛，选择想要的工具和颜色，随意地画曼陀罗。

04 从不同的角度观看画好的曼陀罗，选择一个适当的方位，定为上方。

05 安静地观赏完成的曼陀罗，将内心浮现的情感和画的主题用简短的句子表达出来。

Tip 画曼陀罗是一个表达自己和自己情感的创意性活动，在活动完成时我们会有种成就感。平时很难掌控自己的情感时，想要表达某种情绪时，或有所担忧或苦恼时，我们都可以采用安静地作画的方法来加以平复。如果在绘画上有困难的话，我们还可以为曼陀罗的图案（参见附录）上色，从而使心情归于平静、稳定。在绘制曼陀罗的过程中，将自己的注意力集中在自己所表达的形态和颜色上，我们会有一种将能量聚集于一处的感觉；此外，我们还可以更深入地思考曼陀罗中出现的形态与颜色所代表的意义（参考18~21页）。

蜘蛛丝（24岁）

现在的我正面临就业，由此生出很多苦恼。现实中的一切犹如千丝万缕的蜘蛛丝一般缠绕着我。蜘蛛丝以中间为中心，逐步向外延伸，同时又牢牢地扎下了根基，一旦接触，便很难从中逃脱。

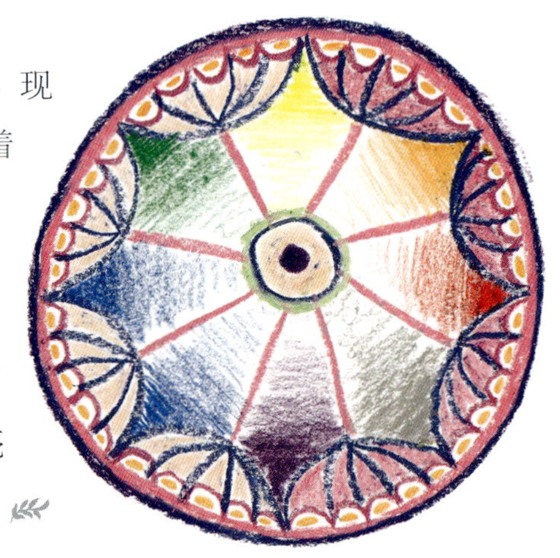

但是，曼陀罗的整体色调似乎过于灰暗了，于是我便给它涂上彩虹色，给它一种明亮的感觉。希望我的人生也会有彩虹出现的日子。

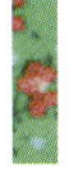

6. 绘制情感图表

用图画的形式表达自己的各种情感。将肉眼看不见的情感用具体的形态和颜色表达出来，并了解表达自己情感的方法。

试试这样做 | 准备物品：A4纸6张，彩色铅笔、蜡笔、水彩笔等涂色工具

01 在6张纸上，分别以“开心”“悲伤”“愤怒”“愉悦”“忧郁”“幸福”为主题进行绘画。

02 想一想画每幅画时自己的内心产生了怎样的情感。

03 选出与自己目前的状态最接近的一幅画，想一想原因，并用简短的句子表达出来。

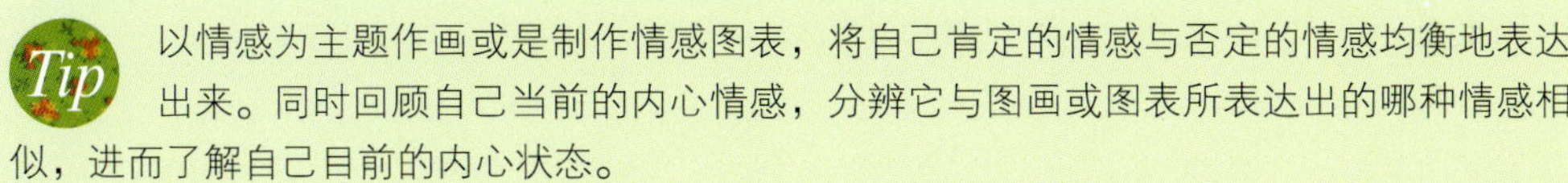

Tip 以情感为主题作画或是制作情感图表，将自己肯定的情感与否定的情感均衡地表达出来。同时回顾自己当前的内心情感，分辨它与图画或图表所表达出的哪种情感相似，进而了解自己目前的内心状态。

我此刻的心情（35岁）

现在我正在挑战新的事情。最近所做的一切事情都是新的，从所见的人中，我感觉到了彩虹般明亮而温暖的幸福，所以“开心”就这样表现出来了。与我当前内心最接近的情感便是“幸福”，正如吃着冰激凌的孩子的心情一样，我的心也慢慢融入这种甜蜜情绪中。虽然我最近并不“忧郁”，但一想到忧郁，我便想到了轻轻袭来的宁静，于是我画出了深沉的夜空。几乎没有什么令我“生气”的事情，而我对此也没有特别的感觉。偶尔想到以前的事情时，我总会感觉“悲伤”，但我并不想让这仅有的悲伤影响我。怀着这样的心境，我试着画出了吸干我悲伤的泪水的怪物。

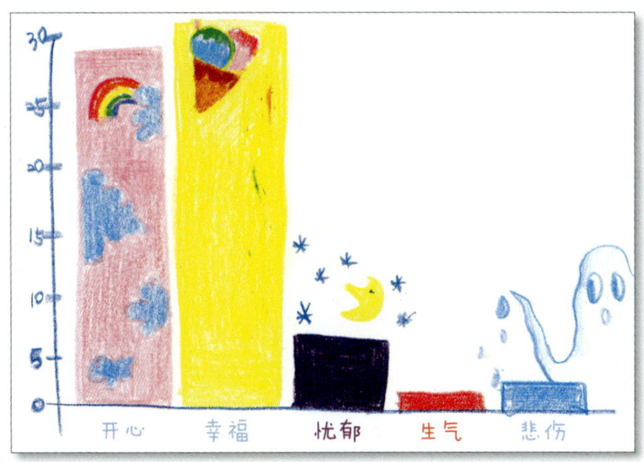

7. 自我形象的抽象拼贴画

借助杂志中的人物图片或照片中自己的形象，将我们眼中自己的形象与他人眼中我们的形象表达出来。同时思考一下，对同一人物，不同的人会有怎样不同的观点。

试试这样做 | 准备物品：绘图纸，杂志，照片，剪刀，胶水，彩色铅笔、蜡笔等涂色工具

01 准备各个种类的杂志和照片。

02 在脑中绘出“我眼中的自己”和“他人眼中的我”。

03 看着杂志中的照片，选出几张与自己形象相符合的。

04 将选出的照片摆放在绘图纸上，并用胶水粘住。

05 在贴完的绘图纸上用彩色铅笔或蜡笔等涂色工具绘出所有想要表达的部分。

06 再次回想一下“我眼中的自己”与“他人眼中的我”有哪些不同，同时问问自己是否喜欢这幅完成的作品。

Tip “抽象拼贴画活动”是将杂志中的人物图片或照片中自己的形象裁剪下来，并将它们贴到一起的活动，很容易完成。因此，即使是对绘画没有信心的人也能从中获得成就感，这也是“抽象拼贴画活动”这种美术治疗活动的优点所在。将“我眼中的自己”与“他人眼中的我”进行区别思考，重新认识自己，找出最真实的自己。经常抽出时间来审视自己，我们就可以找出自己平时感受到的心理不适的来源。

我真正的样子（31岁）

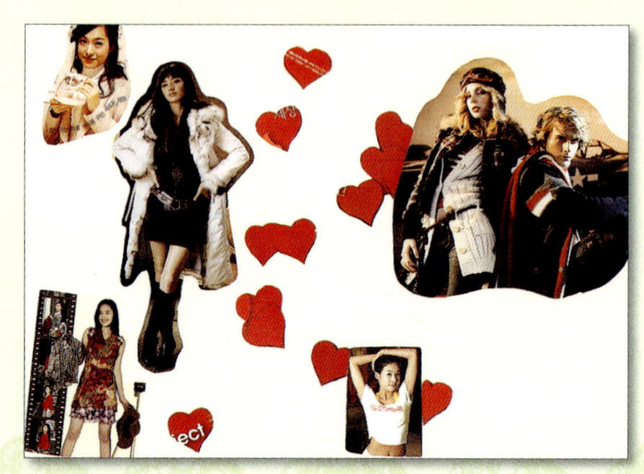

在别人眼中，我似乎是一个性感、华丽、注重外表的女人，或者认为我是一个玩乐于男性朋友之间的人。

但是，在我自己看来，我是一个富有女人味的、端庄的、比起外表更注重内心的、温暖而健康的女人。我想表达出这样的感受，因此我在自己收集来的抽象拼贴画中贴上了心形纸。我希望有一天其他人也能够看到我真正的样子，看到我毫无修饰的内心世界。

8. 续画名画

欣赏各种以人物为主题的名画，并选出一幅作品，将自己对名画的理解以续画名画的方式表现出来。续画名画时，将自己的情感注入名画中的人物，再回头审视自己的内心。

试试这样做 | 准备物品：各种名画，绘图纸，彩色铅笔、蜡笔、水彩笔等涂色工具

01 鉴赏各种以人物画为主的名画，如克里姆特的《接吻》、蒙克的《呼喊》等，了解画中包含的内容。

02 想象一下画家在画这幅画时的心情。

03 选出一幅自己喜欢的名画。想象一下如果自己是画家会怎么画，并用文字写出来。

04 带着自己的感受，将自己理解的名画画在绘图纸上。同时将自己的作品与原来的名画进行比较，想一想两幅作品有哪些不同。

Tip “续画名画”是一项将自己想象成名画画家来推测其作画时的心理，进而推测出自己的内心状态的活动。“续画名画”只是在完成的作品上进行局部的修改和变化，任何人都可以很容易地完成。另外，这是一项在已经完成的名画中灵活运用色彩、形态和美术材料注入自己感情的活动，因此作画者很容易将自己的内心想法投入其中，并通过图画表达出来。

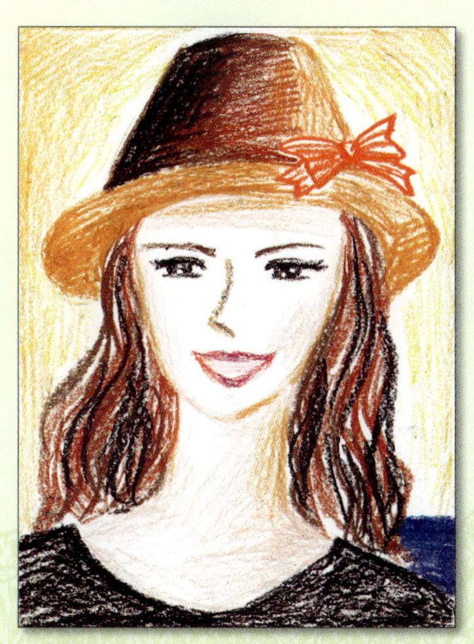

幸福的莫迪利亚尼的女人（46岁）

莫迪利亚尼这幅作品中的女人是没有眼球的，表现出一副怀着很大的烦心事而苦恼的样子。所以我决定将它重新展现在绘图纸上。

如果我是画中的女人，我希望为我作画的人怎样描绘我呢？也许我会希望画中的自己是微笑的，戴着漂亮的帽子，温和而快乐地笑着。这笑容不仅停留在我的面容上，也会在我的心中荡漾开来。

我笔下的人物不会像莫迪利亚尼画中的女人那样，虽然美丽，却不知为何总带着一种未知的凄凉之感。我笔下的女人一定会是真心地感到幸福的人。

9. 走入内心之门

想象一下可以走入自己内心的那扇门以及所看到的门内的情景，分别描绘出内心之门外面的情景和内心之门里面的情景。通过走入自己内心之门来了解自己存在的问题，掌握自己的喜好。

试试这样做 | 准备物品：绘图纸两张，透明胶带，彩色铅笔、蜡笔等涂色工具

01 准备两张绘图纸，将其中一张裁成两半，分别用透明胶带粘在另一张纸的两端，做成门的样子。

02 想象着这就是自己能够走入内心的门，然后用图画描绘出门外与门内的情景。

03 全部画完后，问问内心之门的哪一面自己更满意，并仔细思考其中的缘由。

04 结合自己当前的心理状态想一想，自己心门内外的情景有哪些不同，并用简短的句子描述出来。

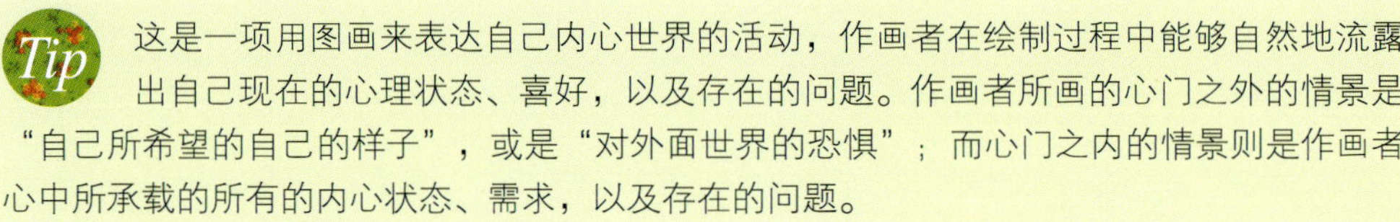

Tip 这是一项用图画来表达自己内心世界的活动，作画者在绘制过程中能够自然地流露出自己现在的心理状态、喜好，以及存在的问题。作画者所画的心门之外的情景是“自己所希望的自己的样子”，或是“对外面世界的恐惧”；而心门之内的情景则是作画者心中所承载的所有的内心状态、需求，以及存在的问题。

我的满载疼痛的心（34岁）

自从最要好的朋友因交通事故离开这个世界之后，我便饱受抑郁症的折磨。由于我不想被其他人躲避、厌恶，因此我表面上还是做出一副什么事情也没有的样子。我也害怕推开那道通往我内心深处的门，窥视自己那颗黑暗、空虚的心让我感到孤独、疲惫。这条需要独自走下去的路不管怎么走都没有尽头。我没有信心，不知道自己一个人是否能够独自活下去，可我又怕让其他人走进我的内心，担心他们也会和我一样感到疲惫。在门内情景中所描绘那只小鸟，我希望它永远远离痛苦，随时可以展翅飞翔。

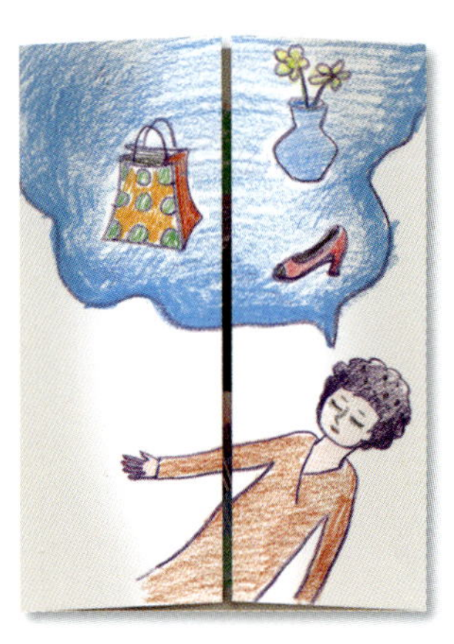

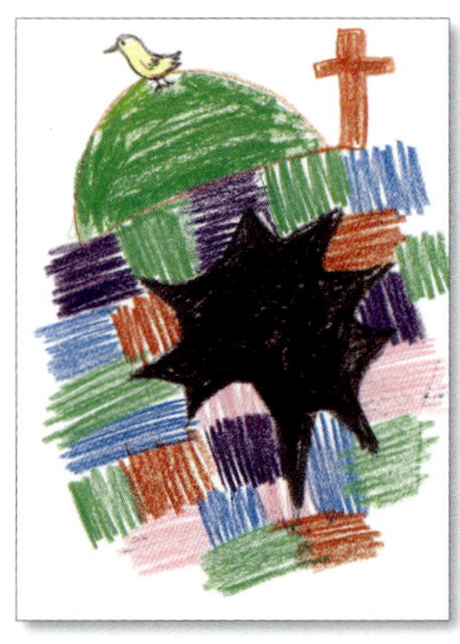

10. 想要丢弃的，想要得到的

想一下自己平时想要丢弃的东西和想要得到的东西，并用图画表现出来。同时向自己提出问题，在寻找答案的过程中了解自己的心理状态。

试试这样做 | 准备物品：绘图纸两张，彩色铅笔、蜡笔、水彩笔等涂色工具

01 在一张绘图纸上画出自己想要丢弃的物品或想要改变的自己的样子，在另一张纸上画出自己想要得到的物品或期望中自己的样子。

02 观察一下自己最先画出的会是什么，或是犹豫之后画出的是什么。

03 看着自己所画的画，想想怎么做才能丢弃想要丢弃的东西，得到想要得到的东西，并用简短的句子表达出来。

> **Tip** 通过“想要丢弃的，想要得到的”的活动来反省自己平时无暇仔细思考和被自己忽略掉的问题。在这一过程中，找出自己讨厌的自己的样子，发现自己真正想要的东西，掌握自己的心理状态，帮助自己实现发展性的变化。

迷茫的现实与朴实的梦想（37岁）

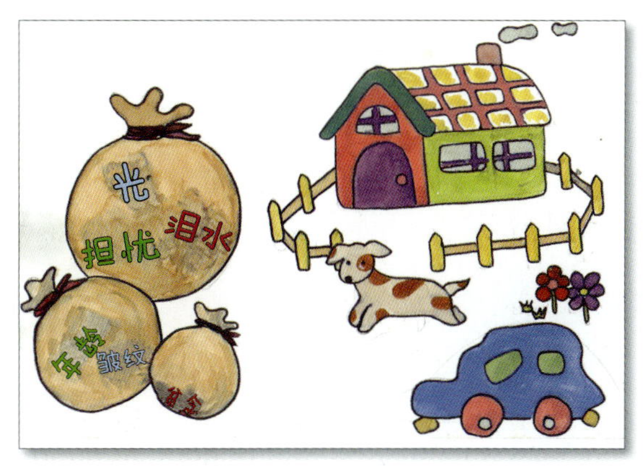

结婚到现在已经9年了，丈夫的事业并不顺利，我们的债务也在不断增加。一直靠着丈夫赚得的收入过活，家里的日子并不好过，刚开始我感到很迷茫，也流了不少眼泪。我知道一味地担心是不行的，也在寻找工作，但是一个30多岁的已婚女性能做的事情并不多。我心里非常焦急，但得到的却只是脸上不断增多的皱纹。

虽然现实让人迷茫，但我对未来还是充满希望的。如果家里的问题解决好了，我希望可以拥有一座带有美丽庭院的房子，养一只可爱的小狗，与一起渡过难关的丈夫开车去近郊旅行。

后期：感受幸福

通过初期与中期的各种美术治疗活动，我们可以获得自我思考的时间。平时我们不知道自己的需求与感情，压抑着，隐藏着，但随着美术治疗活动的逐步展开，我们懂得了适当地表达自己，窥视自己的内心，也学会了完完全全地接受自己的方法，而不是去逃避。通过这种方式，将自己内心的情感形象地表达出来，在逐步理解自我的过程中，获得情绪上的安宁，并肯定自己，对自己有一个全新的认识与理解。

在后期，我们需要整理之前所表达的、所经历的情感，对比过去与现在的自己，为将来的生活拟订计划。通过后期的美术治疗活动，我们将逐步确定健康、积极的自我理念，构筑稳固成长的心理基础。

需要注意的是，并不是经过了这15期的美术治疗活动，我们的情况就会突然发生变化，当然我们也不会马上就变得很会表达自己的想法。即使在非常清楚自己的需求与情况的前提下，我们想要统御它们也并不容易。但是，如果我们在平时的美术治疗活动中，努力去探索、解决自己内在的矛盾，我们就能不断获得自信，而这种积极的心态又将会成为推动我们发生发展性变化的原动力。

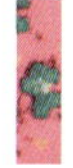

11. 人生蓝图

这一期的计划是用来思考自己的过去的。回想自己的过去、现在和未来，试着将自己人生道路上最清晰的记忆和印象用图画的方式表达出来。

试试这样做 | 准备物品：4开绘图纸，彩色铅笔、蜡笔、水彩笔等涂色工具

01 安排一定的时间来思考自己的过去、现在与将来。

02 在4开以上的大绘图纸上绘出包含自己的过去、现在与将来的人生的图形。

03 在图形中画出自己最先想到的事情、人物、物品、自己的样子等。能想到的气氛或感觉等抽象的事物，也可以用你能想到的具体物体表现出来。

04 将这幅画贴在墙壁上或是放到远处观赏，并用简单的句子描述你欣赏这幅图时产生的感觉。

Tip 积极地思考自己的过去、现在、将来，并将它们表现出来，进而分析自己、理解自己，并设计出自己将来的样子。过去哪些事情或哪些人让自己感觉很辛苦，自己是如何挺过去的，现在自己又是什么样子。思考这些问题，寻找到问题的解决点，对自己有个全新的认识。更进一步想象并设计一下自己未来的样子，可以让现在的自己产生更快乐的生活信念。

我的人生蓝图（40岁）

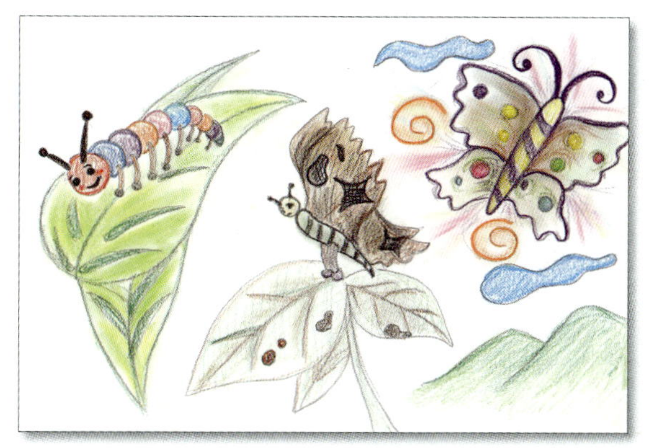

我出生在一个有好几个儿子的家庭，是家中最小的女儿，从小便集万千宠爱于一身。在青春期时，我一改野丫头的形象，开始欣赏起柔和的音乐来。进入大学后，我开始学习美术，还梦想着成为画家。但是毕业之后，我便早早地结了婚，将所有的梦想都收藏了起来，只依赖着丈夫生活。我曾经想做的事情很多，居家生活了15年，真的是非常郁闷，也很无力。

我想重新开始学习，虽然年纪有点儿大，但我为了挖掘自己的能力而开始了学习。重新启动梦想的我，犹如展开美丽的翅膀飞舞着的蝴蝶。当用蝴蝶的样子来描绘我的过去、现在和将来的人生蓝图时，我对自己有了更深刻的了解。

12. 最想去看的地方

这一期的计划是想一想现在自己最想去的地方是哪里，并用图画的方式表达出来。想象一下自己身处想去的地方时会有怎样的心情，并试着画出来。

试试这样做 | 准备物品：绘图纸，彩色铅笔、蜡笔、水彩笔等涂色工具

01 想一想自己现在最想去的地方是哪里，到那里后会有怎样的心情。

02 在绘图纸上自由地画出自己想去的地方。

03 想一想自己为什么想去那里，是内心需要一个逃避的地方，还是渴望生活中能有一点儿变化？想一想，然后用简单的句子描述出来。

Tip 想象一下自己想去的地方，想象那个地方给你的具体感觉以及当地的气氛，并想象自己到那儿时会产生的感觉，并以具体形式将这些表达出来。这项活动能够帮助你自由地展望未来，确立新的目标，给自己指明一个具体的方向。进一步来讲，这项活动能够帮助你确定自己潜在的成长需求，发现自己想要成为的样子。

温暖的度假村（35岁）

虽然结婚已经6年了，但我还不曾怀孕，现在正在做人工受精。我因此背负着很大的压力，哪里才是能够彻底解除我的压力的地方呢？现在我最想去的地方是类似于东南亚或是夏威夷这样的度假胜地。我想和丈夫一起来一次二人旅行，吃着烤肉，享受着日光浴，忘却所有的忧愁和烦恼，轻松地休息。这样似乎能消除压力，也能在某种程度上减轻心理上的负担。那么，怀孕自然也会很顺利了吧？……虽然丈夫非常多情，对我也倍加照顾，但我最近却变得非常敏感，总是觉得对不起他。画完这幅画，我的心情平静了许多。我要和丈夫说，选择一个不远的地方，我们一起去旅行吧。

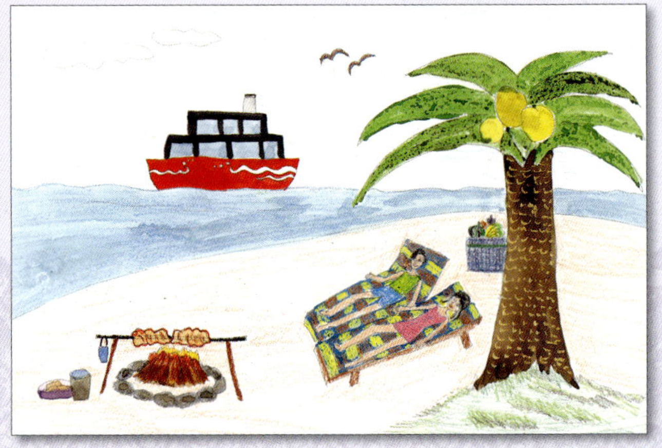

13. 收集想要拥有的物品

这一期的计划是从杂志中选出自己喜欢的、想要拥有的物品，并将它们粘贴起来。将想要的物品收集起来，汇集成抽象拼贴画，为自己注入积极肯定的能量。

试试这样做 | 准备物品：绘图纸，杂志，剪刀，胶水，彩色铅笔、水彩笔等涂色工具

01 准备好杂志，剪下杂志中出现的各种物品的图片。

02 在剪下的图片中选出自己喜欢的、想要得到的物品。

03 在绘图纸上将自己选出的物品的图片贴上去，纸的周边用涂色工具加以修饰。

04 看着完成的作品，将内心产生的想法用简单的句子描述出来。

Tip 寻找自己喜欢并想要得到的物品，并将它们汇集起来的过程可以转换心情，积极地展望自己的未来。这让你既能获得视觉上的快乐，也能拥有心理上的满足。换句话说，你能够拥有那些物品的自信会让你获得一种精神上的满足。

我想要的物品（29岁）

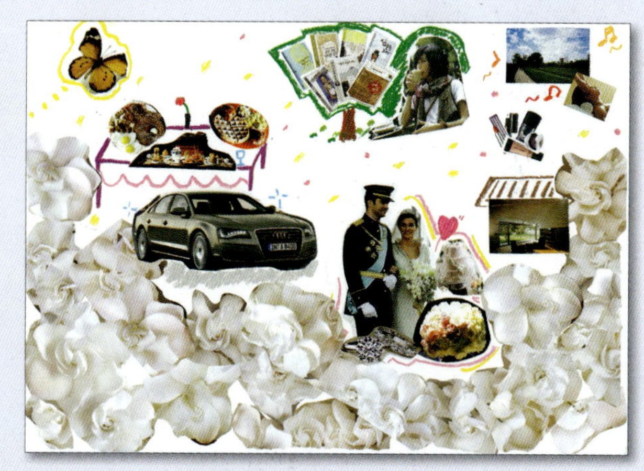

我从杂志上选出自己想要的物品，将它们一一剪下来。我想要的物品既有具体的物品，也有无形的东西。等我经济上富余时，我想拥有一栋宽敞的房子和一辆漂亮的车子。我还想一边喝着咖啡，一边读我感兴趣的书。我还想拥有许多可以把我打扮得漂漂亮亮的化妆品，以及触手可及的美味的食物。我还想拥有充足的时间让我可以轻松地去旅行、去做按摩。

我希望这所有的一切能够和我帅气的丈夫一起享受，当然我还想拥有一场装饰着许多花朵的婚礼，这些花朵满载着对我们两人的真诚的祝福。当我把这些想要拥有的东西收集起来的时候，我的未来便呈现在眼前，我的信心也因此变得更加坚定了。

14. 我所梦想的未来

这一期的计划是设计自己梦想的未来。具体地想象一下自己的未来，并为自己制订计划，设定新的目标，从而让自己现在的生活更有活力，这才是这个计划的目的。

试试这样做 | 准备物品：4开绘图纸，彩色铅笔、蜡笔、水彩笔等涂色工具

01 具体地想象一下你曾梦想过的自己的未来的景象。

02 将4开以上的大绘图纸分成两半，在其中一半上具体地绘制出自己的未来。

03 在另一半上写下为了实现梦想应做的准备和决心等。

04 下定决心，对可以实践的部分立刻开始执行。

Tip 这个活动与“人生蓝图（55页）”可谓一脉相承，都是在帮助你制订未来的具体计划。想象着自己最想实现的梦想，并用图画的形式将它形象地表现出来，这是非常重要的。因此，与其画出许许多多不同的梦想，不如尽可能地只描绘一个梦想。此外，自己的未来并非只是想想就可以了，还要写下积极地实现梦想的方法和决心，并在日常生活中去积极实践，这样才能获得前进的能量。

和男朋友的约会（27岁）

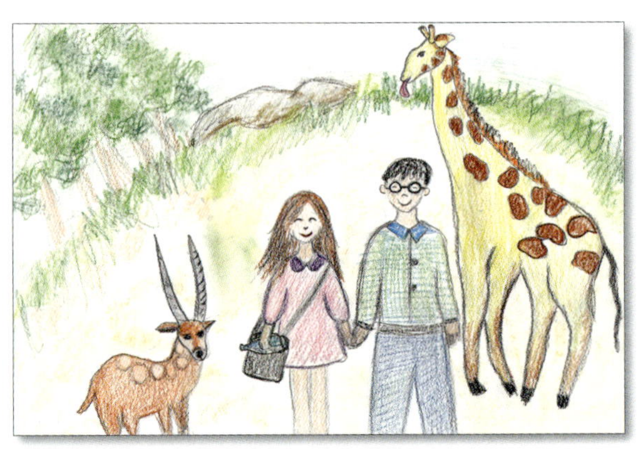

大学毕业到现在，我为了准备公务员考试，没能和男朋友好好地见上几面。我可爱的男朋友虽然在忙着找工作，却仍然经常陪伴在我身边，我想穿着漂亮的衣服和他一起约会。如果我不是每天都需要学习的就业准备生，而是已经上班的职员，我想在每个周末的一整天都和男朋友待在一起，这样我心里或许会舒服一些。等考试结束，春天来临时，我一定要和男朋友手牵手去逛大公园，观赏各种动植物，吃可口的零食。仅是想到这些，我的嘴角就不禁露出微笑。虽然不知道我现在的梦想是不是太平凡，但即使是这样小小的梦想也会给我一点儿动力，只要我不断地努力，我想总有一天我的梦想会实现的。

15. 送给自己的爱的礼物

回忆那些曾给自己以力量或爱的人、物品或事，或是送给自己一份现在能够给自己力量的礼物。给自己一份爱的礼物，同时也给自己一个更爱自己、更珍惜自己的机会。

试试这样做 | 准备物品：绘图纸，彩色铅笔、蜡笔、水彩笔等涂色工具，黏土工具

01 想一想自己和家人，或是自己周围的所有事物，即使是非常微小的事情，回想一下自己从中得到力量与爱的瞬间。

02 具体地回想一下过去或现在曾经给予自己力量和爱的人或事，将当时内心产生的情感也一并回忆一下。

03 将回忆起的形象或情感用图画表现出来，或是利用黏土使其形象化。

04 看着已经完成的作品，回忆一下自己在制作过程中的感觉以及完成之后的感觉，试着用简单的句子将这些感觉或想法写下来。

Tip 值得肯定的经历或情感不仅能够提高我们生活的质量，还能够预防生活中某个无意义的瞬间给我们的身体、精神带来疾病。试着去感受与别人建立的关系中产生的距离感或隔绝感，记住自己颓丧时从某人那里得到的爱与帮助，或是找到能够给予自己力量或爱的人或事物。这样我们在逆境或消极的经历中才不会轻易受挫，并能从中找到让境况向着积极方向发展的资源。这些爱的礼物比任何人都珍惜我们，它培养了我们的爱己之心，让我们以更饱满的力量行走在人生的旅途中。

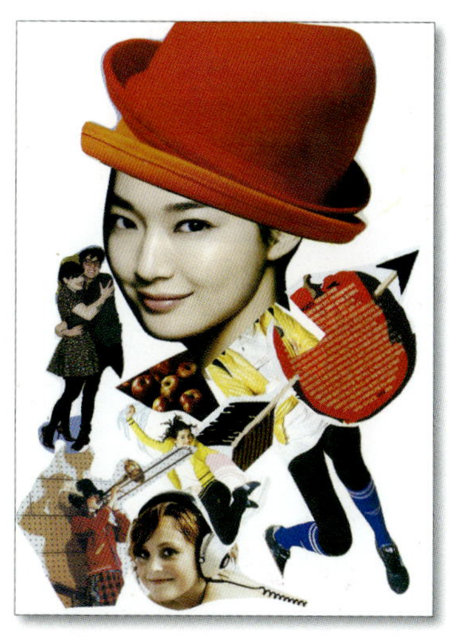

送给自己的礼物（50岁）

进入50岁的我，由于年龄增长而产生了心理负担，因此想穿的衣服也不能穿，想做的事也做得不自然。越是这样，我越是产生了要加油的想法，于是参加了这个活动。“年轻”“健康”“爱”这三点便是我给自己的礼物。在绘图纸的中间，我放入了年轻时的自己。在她周围我想象出自己在享受各种活动时快乐的样子，如快乐地运动、谈恋爱等。至今为止，我尚未能那样做过，我开始重新审视自己的人生。之前的我一直压抑着自己，腼腆、小心地活着。现在的我渴望改变，想要摆脱郁闷的情感，为了自己，自由而快乐地活着。

拨开阴霾，见到蓝天——她们的幸福故事

女人的一生犹如四季

女人的一生就像四季一样，身体一直都在发生着变化。男人在青春期前后，身体会发生急剧的变化，青春期后便不会再有太大的变化。但是女人除了在青春期身体会发生变化以外，还要经历妊娠、生产、哺乳、绝经等生理周期，每个时期身体都会发生变化。因此，身体变化可谓伴随女人的一生。

女婴呱呱坠地之后，在父母的悉心照顾下，犹如春天里青葱的幼苗般茁壮成长着，度过了娇弱的幼年时光。到了青春期阶段，女孩经历了第二性征的变化，开始踏入夏季的门槛。结婚后，女人照顾家庭，繁衍后代。这一时期的女性恰似盛夏，百花盛开，枝繁叶茂。她们充分接受阳光的照耀，享受着偶尔吹来的凉爽的微风，而孩子们则在树下的阴凉处叽叽喳喳地嬉戏着，逐渐长大。这时的女人成为引导家庭与社会的主体，在一定时期内持续过着紧张忙碌的生活。由于“盛夏”的某个时期太过闷热，女性甚至想要远离，好在几场“雨”过后，夏日的清凉卷土重来。

当忙碌而吵闹的夏季过去，随着绝经期的到来，女人迎来了人生的秋季，到达了人生中收获的季节，尽享丰收的喜悦。如果在春季和夏季忽略了农事，秋季便很难收获果实。与此相似，女人如果在春季和夏季没有照顾好自己的身体、家庭与生活，到了这个时期便很难过得幸福。这时的女性从养育子女、照顾家庭的琐事中逐渐抽离，开始品尝到真正的人生快乐与完成任务的喜悦。紧随其后，女人便会迎来人生的冬季——老年期。在这个时期，周围的人会逐渐离开，女人在余下的时间里回忆着自己的一生，度过最后的时光。

女人的一生犹如四季般自然地变化着。就像随着季节的变化，日子会呈现出不同的特色一样，女人在人生的不同时期也会有每个时期特有的经历。但是，由于

“女性”这一共同点，大家所经历的主题和种类可谓大同小异，就连关心、考虑的事情也颇为相似。

女人在不同时期的日常生活与苦恼

随着年龄的增长，女性会产生许多苦恼。青春期开始对自己的外貌和异性产生好奇，还要考虑着入学考试；进入大学后，又要与将来较劲儿；工作后又得经历一段适应社会生活的过程；最后为了结婚又要将精力投入到交际上。

结婚之后，女性如果选择做全职家庭主妇，又会产生新的对于家庭关系的烦恼；如果成为职场妈妈，又将面临工作与照顾家人的困难；万一离婚，又会因为独自承担照顾家庭的责任而感到身心俱疲。像这样被生活追赶着，女性如果无法好好照顾自己，很容易出现身体上、精神上的疾病。这种为家庭而献身的生活会随着绝经期的到来而让女性产生空虚感。

在学校、职场、家庭中忙碌着的现代女性很难了解自己真正的内心世界。正如四季的变化一样更迭交替，女性的一生也是变化的，但现实却让她们无法在合适的时机做好相应的准备。美术治疗就是与内心世界会面的一种活动。为了找到人生的变化与生活的意义，女性需要通过日常的美术治疗活动来不断地与自己的内心会面。

日常美术治疗：让女性发自内心地快乐起来

前面通过15期的美术治疗活动，我们与自己的内心进行了深切的接触，进行了充分的了解。这里，我们将一起去看看生活在同一时期、有着相似境遇的女性的生活与苦恼。在与美术治疗作品对话的过程中，我们一起来想一想，什么样的苦恼让自己感到疲惫，怎样做才能摆脱，从而帮助我们在遇到与其他人相同的状况时，可以找到适合自己的处理方法。

美术治疗过程中创作的作品不仅仅是治疗工具，还可以成为人们拥有健康生活的良好工具。利用这里提供的日常美术治疗活动，去试着解决自己的问题与苦恼。将复杂的情感与思想原原本本地表达出来，净化心灵，稳定情绪。看着完成的美术治疗作品来整理自己的内心，你便能接受自己的性格、情感以及自己所处的环境，找出积极的解决办法。

20~30岁的女性

入学竞争终于过去了，就业竞争却接踵而至。就业之后，又要适应新的社会环境。开始职场生活后，不仅要苦恼着如何稳固自己的地位，还要考虑结婚问题。实现自己的梦想，作为一名社会成员得到大家的认可，并组建一个美好的家庭，这就是20~30岁女性的希望。

这个年龄层的女性已经成长为一名社会人士，她们离开父母，组建自己的家庭。她们最需要的就是自信。这个年龄层的女性总是在追赶别人的竞争中生存着，因而在寻找生活之路的过程中，很容易忽视自己想要做的事情、想要的爱情，失去本色，而只是按照周围人的建议活着。通过美术治疗活动，可以让女性窥探到自己内心的真实想法，找到适合自己的生活的方向与实现的方法。

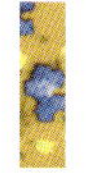

准备就业的自己，想要努力地生活

二十几岁正是生机勃勃的年龄，可大学四年级的敏熙小姐（化名，23岁）最近为准备就业忙得不可开交、身心俱疲。她诉说着自己的就业故事，情绪也渐渐低落下来。看到她这样，我让她用图画画出“如果谈到就业，自己会想到什么”和“现在的感受”。

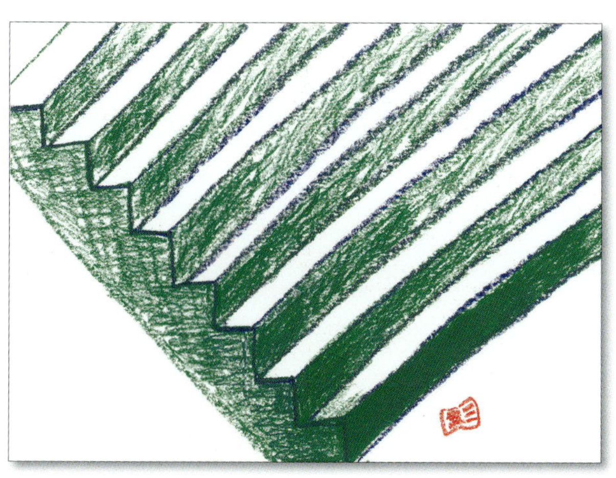

“我的眼前似乎展开了一个没有尽头的台阶。看着这幅画，我叹气了。虽然我还算努力学习了，为什么却没有信心呢？

“仔细想想，到目前为止，我的人生中似乎真的没有什么是确切存在的。我真想在今年找到工作，但对自己却越来越没有信心了。”

作品点评

图画的周围没有任何风景，只是单调地画了一个台阶。台阶是从哪里开始的，爬上去之后又会有什么，这些我们无法了解。敏熙小姐虽然现在很努力地准备着就业，但真正需要准备什么、需要怎样准备、就业之后又有什么在等着她，她对这些一无所知，只是茫然地准备着。

如果她只是按照其他朋友的做法那样准备并找到工作的话，就业后又会有其他苦恼困扰着她。因为她根本不知道自己真正想要的是一份什么样的工作。正如敏熙小姐倾尽全力来获得就业所需要的学分一样，现在的她则需要带着一颗执着的心，认真地思考自己真正喜欢的事情是什么，想要做的事情究竟是什么。

我的人生是春天

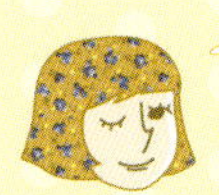

结束了大学的学习课程，即将走入社会的大学生们对自己的将来有很多想法。侑莉小姐（化名，24岁）说她一想到将来的生活就会有许多烦恼和担忧。我建议有很多苦恼的侑莉小姐做随意表达自己想法的自由联想绘画。

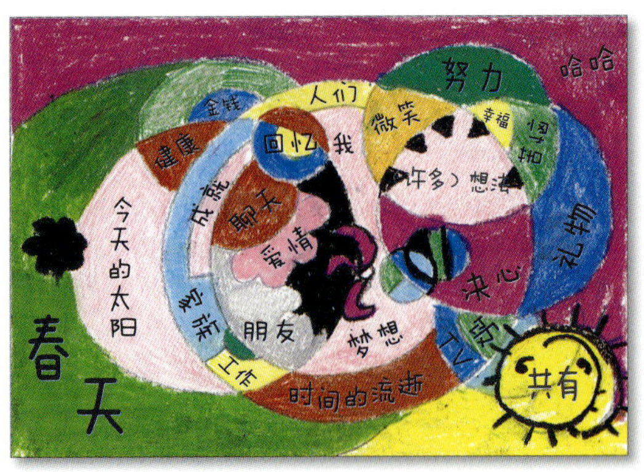

“最近我的脑中充满了各种各样的想法。我苦恼于既要与许多人见面，又要在众多的事情中找出自己该做的事情，我也希望自己的生活可以充满快乐。

“像画大脑构造图一样，我将自己内心许许多多的情感、心情，以及对事情的看法都表达了出来。我需要整理我的人生，让它能比这幅图画更简单，还要不断考虑如何使这些因素都处于平衡状态，好让我可以应付得来。”

作品点评

结束了人生的一个阶段，在开始另一个阶段之前，我们都需要有足够的考虑时间。侑莉小姐有很多想法，但其中忧虑更占上风，所以我劝她采用这种可以自由联想的绘画活动来尽情地表达自己的想法。侑莉小姐将各种想法都倾注在这小小的空间内，画出了这幅画。

如果这些想法只是单纯地在脑中徘徊，那么它们永远都将悬而不决。因此，我们要将这些想法经过大脑和手指搬到纸上，让它们走出来。为了能一眼便看透，我们将它们整理在一定的空间内。通过将抽象的情感、心情、想法具体化、形象化，我们便能客观地看待自己需要做的事情，并能够排列出优先顺序。绘图结束时，侑莉小姐写了一个“春”字，由此可以看出她虽然忙碌，但对自己的未来却是充满信心的。

为自己喝彩

善雅小姐（化名，25岁）大学毕业后，一直在准备研究生考试，生活非常辛苦。在善雅小姐生日那天，她收到了自己研究生考试通过的好消息。她以“送给自己的礼物”为主题进行绘画，作为补偿送给在这一年里十分辛苦的自己。

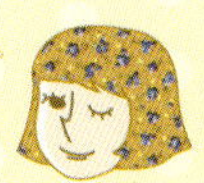

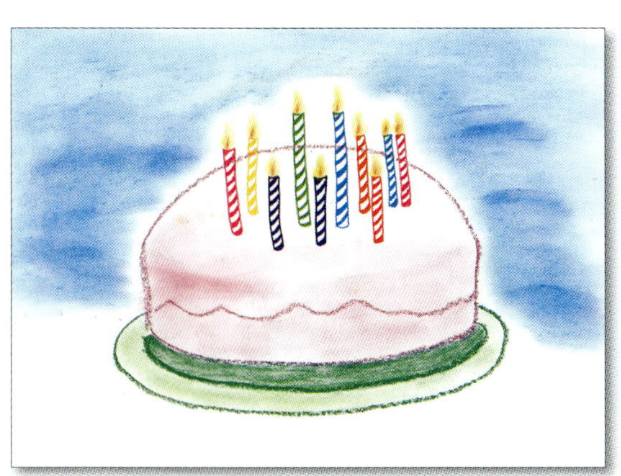

“今天是我的生日，生日的早晨便收到了自己研究生考试通过的消息。一直以来的努力得到了好的结果，真的很幸福。

“我画了一块粉红色的蛋糕，以此来表达我此刻开心、幸福和轻松的心情。另外，我还在蛋糕上画了许多种颜色的、发出光芒的蜡烛。今天真是一个想要称赞自己、祝贺自己的日子。”

作品点评

善雅小姐在这幅柔和的彩色蜡笔画中表现出了她现在的幸福心情。天蓝色的背景与蛋糕看起来很和谐，仅仅是看着都会让人心情变好。从各种颜色的蜡烛装饰中，也能感受到她激动的心情。在忙碌、疲惫的奋斗后实现了自己的目标，真是件令人愉快的事情。

我们可以为未来制订计划，但实现的过程却并不容易。我们需要抑制想要做其他事情的想法，集中精力，倾注所有的努力去实现计划。经历了艰难而疲惫的过程后，我们终于达成自己的目标。这时给这样的自己送上一份礼物，既是对过去的时光的一个总结，也能让自己因得到赞赏而再次感受到自信与成就感，从而形成积极的自我意识。这便是生活的智慧。

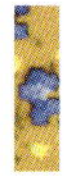

我的新进职员生活

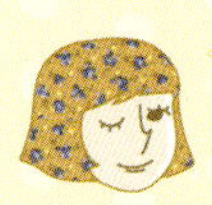

智熙小姐（化名，26岁）是一名参加工作6个月左右的新职员。虽然找到工作并开始工作的时间不长，但持续的夜班和过重的业务让她感到很疲惫。她画了一幅表达“最近自己的生活”的画。

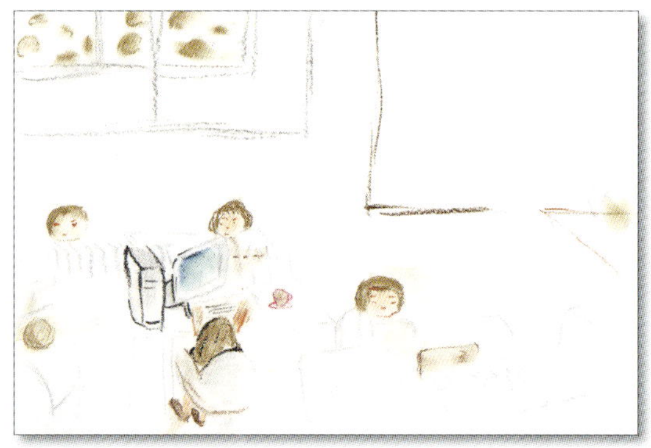

“我已经工作6个月了，但现在仍在适应中。然而在完全适应之前，我便因为持续的夜班而身心俱疲，感到厌倦。刚开始我很喜欢感觉像家人一样温暖的公司同事，但过重的业务让公司的气氛变得沉闷起来，大家已经很久没有工作以外的对话了。

“虽然我想摆脱这样的状况，但没有办法，我也像同事们一样埋头苦干。在画这幅画之前，我回想了一下像强迫症一样刻在脑中的场面，而完成的画作竟然与我日常的工作场景一样，这让我感到很吃惊。”

作品点评

一个入职6个月的新职员是很难适应公司的氛围和业务的。观察智熙小姐的画，几乎没有彩色的地方，由此便可以想象她所在办公室的沉闷氛围。画上只有人被涂上了色彩，从这一点便可以感受到她对融洽的人际关系的渴望。这幅画中面无表情的人们很好地体现出了办公室日常工作中的沉闷氛围。

像智熙小姐一样画出自己的日常生活，我们便可以通过图画更客观地看清现实。虽然对智熙小姐来说，职场生活是日常生活非常重要的一部分，但她更应该渐渐找到工作与整体生活间的平衡点，摸索出调节压力与疲劳的方法，努力过上更有活力的日常生活。

寻找真正的自己

敏智小姐（化名，28岁）好不容易进入了职场，但生活对她来说似乎并不那么幸福、快乐。由于她进入公司的过程很艰难，因此很想得到大家的认可，而且她也想在工作上有所作为，但是父母却希望敏智能够早日结婚。于是，我建议敏智做一做能够具体表达“现在自己的样子与苦恼”的绘画作业。

“经过两年的艰辛准备和激烈的竞争，我好不容易进入了公司，我想要学习更多的东西，也想做好工作，得到更多的认可。但是我的父母和爱人都希望我早点儿结婚。如果结婚，工作似乎会很辛苦，我还不想结婚。

“他们是我的家人、我的爱人，应该最理解我的心情，但他们似乎并不了解我，我感到很伤心。”

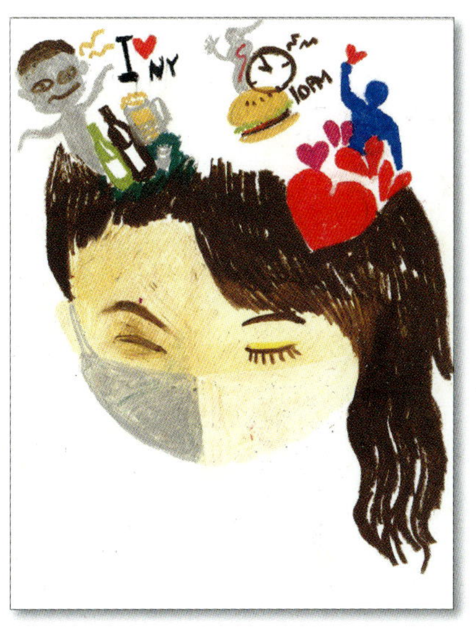

作品点评

即使是工作与爱情双丰收的她，其实也会在工作与爱情之间犹豫、苦恼。这种情况是20～30岁的女性都会经历的。美丽的敏智小姐的脑中，装着的是与爱人间的爱情、工作到很晚时吃的夜宵、自由的留学生活等许多事情。

与有着华丽而多样想法的头脑不同，敏智小姐并没有画出能够说出意见的嘴巴。这表明了她因不想辜负周围人对自己的期望而产生的抑郁心情。结婚为时尚早这种想法和想要做好工作的苦恼无法向自己亲近的人倾诉，这种心理上的孤立感完全体现在了画中。将许多想法通过图画的方式表达出来，一点点整理自己的内心，敏智小姐需要一些时间与家人和爱人倾诉自己的想法，从而得到人生中非常重要的那一部分。

健康并快乐地生活

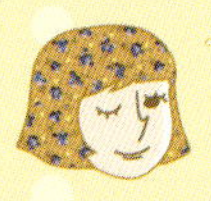

社会新人俞静小姐（化名，28岁）经常微笑待人。为了了解自己是否真的性格开朗，还是刻意忽略内心深处的情感，她做了探索自身的曼陀罗绘画作业。

“我属于那种以积极开朗的心态生活在世上的人，无论何时都努力走好每一步。即使生活中出现了困难的事情，我也想用一颗肯定的心来准确地看待这个世界。

“我认为只要怀着一颗积极向上的心生活，就不会有困难的事情。以后我也要一直快乐地生活，成为周围人和世人眼中的阳光般的存在。”

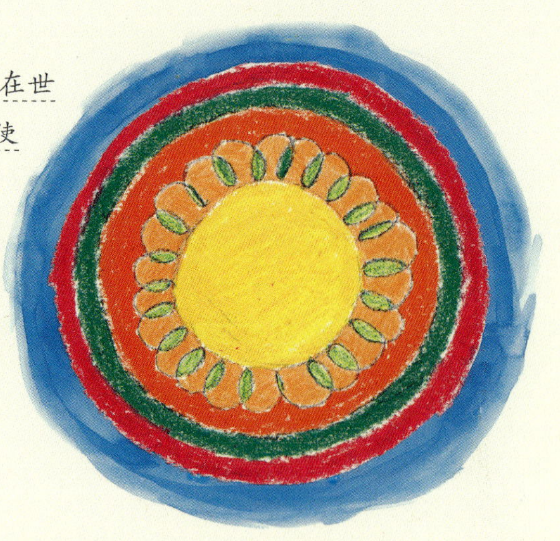

作品点评

俞静小姐用曼陀罗表达出了自己那种即使疲惫、厌烦也会积极地生活下去的心态。从曼陀罗那若隐若现的边缘可以看得出来，她想要成为阳光般的存在，中间的黄色意味着她意识的成长和对自己所具有的个性的觉悟。

美术治疗医师琼·凯洛格分析了几千个曼陀罗，发现了12种特定的模式，并了解到这些模式根据人们所处的环境与情况的不同而发生周期性的变化。曼陀罗的这种特性被称为“大周期”。

俞静小姐的曼陀罗在琼·凯洛格的大周期中属于“靶子”，它意味着意识上的成长时期。从中心向外伸展开的色彩和俞静小姐的图画说明中可以了解到，她正朝着自己的目标积极地努力着。

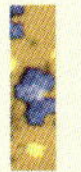

不想在工作中受到压力

智敏小姐（化名，31岁）不仅觉得工作中的业务关系难以维持，就连工作中的人际关系也很难维持，在工作中总是备感压力。因此我建议智敏小姐做用图画表达“自己的压力情况”的作业。

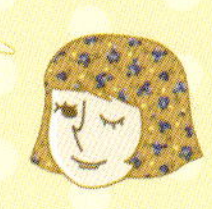

“从年龄上来看，我在公司里属于偏大一些的。原以为工作起来会很顺利，但是工作之后我才发现，每次与陌生人接触时我都会在各种各样的人际关系中遇到困难。我以为自己有一定的年龄优势，做起事来不会有问题，但真做起来却比其他人更容易厌倦，更容易疲惫，更容易生气。我感觉这样的自己很幼稚。

“这幅画画完，我期望自己能在工作中做得更好。当然这并不是我要的全部，我还希望自己能照顾好生活中的其他方面。”

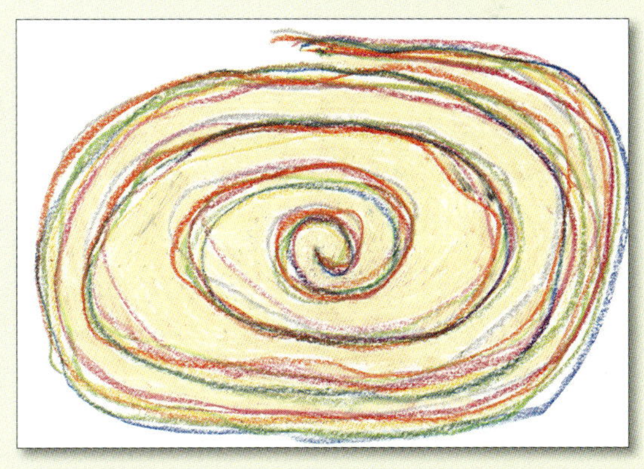

作品点评

因人际关系而苦恼的智敏小姐画的这幅画，用无力的线条和浅淡的色彩表达了自己现在因压力大而疲劳的状态。为就业做准备时，我们认为只要找到工作就能改变一切不利的状况，因而对工作后的生活充满期待。但是真正工作后，我们既需要学习业务，又要去进修，还要维持新的人际关系。这期间我们会遇到各种各样的状况，想要处理好这些不同状况，我们必须要付出相当的努力。

当认识到自己在需要与其他人沟通、一起工作的职场中会遇到各种各样的困难时，需要尽快通过美术治疗活动或个人兴趣爱好来缓解痛苦与压力。此外，向可以与自己分享烦恼的人寻求建议也是不错的选择。

与家人一起去旅行

职场妈妈庆雅女士（化名，32岁）经常奔波于家庭和工作之间，遇到了许多困难。虽然想要好好地教育孩子，但在忙于工作的状况下很难做到。因此我建议她做欣赏名画，将自己的感受与想法加入名画中，跟着名画作画的作业。

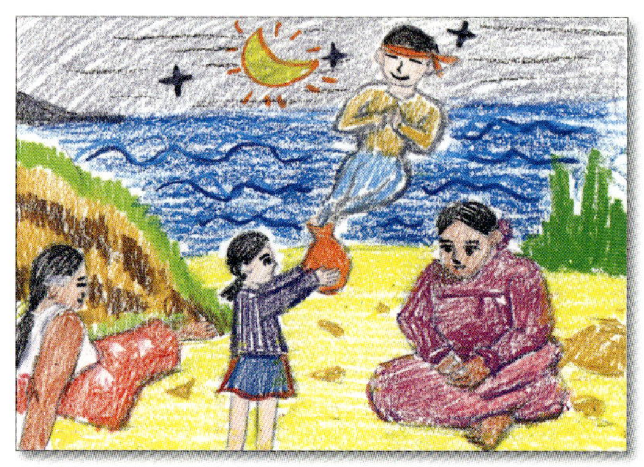

“在看到高更作品的瞬间，我想起了去年和家人一起度过的暑假。之前我总以孩子太小、工作太忙等为由，无论夏天还是冬天都没能好好和家人享受一次假期的快乐。我用各种各样的借口持续推托着，似乎没给孩子留下一个有趣而快乐的回忆，我感到很伤心。

“去年年初，我和丈夫计划着到了夏天一定要一起去玩个痛快。很久没去旅行了，全家人一起到海边玩水，真的很幸福。我有了要经常制造这种机会的想法，于是我画了自己手中拿着一个神灯形状的瓶子，从瓶子里飞出一个妖精，倾听我的愿望的场面。”

作品点评

庆雅女士一直注视着高更的画册，良久才唤回了暑假时的记忆。她将《两个塔希提妇女》加以变形，画出了这幅画。在画的中间，想要与家人一起度过愉快的时光的庆雅女士手捧着魔瓶站在那里。从中也可以看出庆雅女士期待着能够通过瓶中的妖精来获得实现这一愿望的力量。

对所有的家庭来说，想要处理好工作与家庭之间的关系都不是件容易的事情。因为是妈妈，所以会对孩子产生歉意，但是想要过工作、家庭两不误的生活，就需要家庭所有成员齐心协力，共同努力。给家人看这幅画，诉说各自的情感与期望，渐渐找出适合自己家庭情况的处理方法，这是非常必要的。

倾听我的愿望的魔法葫芦

善雅女士（化名，33岁）生完孩子便辞去了原来的工作，一心在家照顾孩子。因为对工作有着很大的野心，她目前正在工作与育儿之间犹豫不决。为了让她摆脱这许多的苦恼与担忧，集中精力做好一件事，我建议她做精确描绘“自己所期待的事物”的作业。

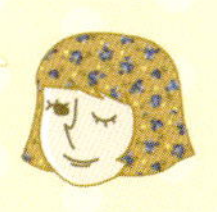

“我有太多想要完成的事情和想要得到的东西，但对于这许多的梦想，我却心有余而力不足。我觉得其他人都比我先行一步，只有我自己远远地落在后面。二十几岁的时候我曾想象过自己三十几岁时有所成就的样子，而现在的我与当时自己描绘的样子相差太多太多。

“在我画的这幅画中，桌子上放着的花瓶看起来就像魔法葫芦一样，装满了我的愿望。”

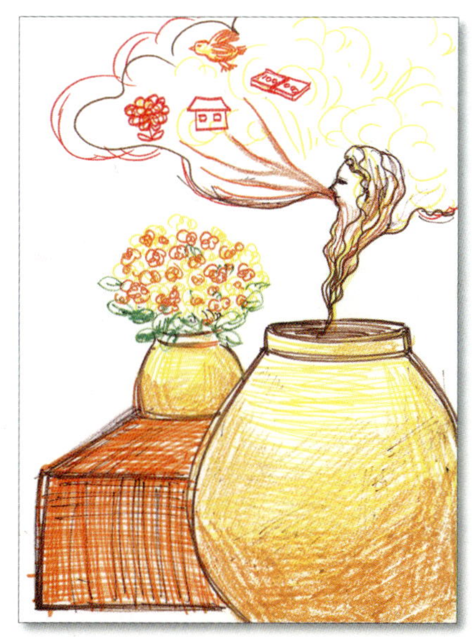

作品点评

善雅女士单纯地画了一只花瓶，却将自己的愿望全部投射到花瓶内。用深刻的线条画出的花瓶可以看出她想要实现这些愿望的心情是多么迫切。健康与财富、渴望自由飞翔的鸟、美丽的花朵等，善雅女士迫切渴望的东西在瓶口一一出现。

虽然对我们来说，孩子是非常珍贵的存在，但妈妈认为自己的工作也是非常重要的。很多女性都很难把工作与育儿分开来谈，时常因此而感到很痛苦。在孩子还小的时候，女性首先要把重心放在孩子的教育上。在孩子成长的过程中，女性要试着不断地做好再次进入职场的各方面的准备工作，这样就能再次获得工作的机会。或者试着与周围的人讨论一番，寻求他们的帮助，以便实现工作、育儿两不误。

30~50岁的女性

这个年龄段的女性如果结婚生子，便会成为操持家务的全职主妇，也就到了为家人献身的最忙碌的时期。孩子们渐渐长大，丈夫也变得忙碌起来，女性需要适应这种发生改变的生活模式。另外，如果成为职场妈妈的话，女性不仅要在家扮演好妻子、母亲、儿媳妇的角色，还要在社会生活中扮演好各种角色。同样，工作中的女性也希望能以升职的方式得到认可。

30~50岁的女性，倾注在自己身上的时间与自由相当少，因此会产生很多压力。而且，由于没有好好照顾自己，健康方面也可能会亮起红灯。女性要有这样的觉悟：自己跟孩子和丈夫等家人一样重要。通过这里提供的美术治疗活动，请女性要学会让他人的日常生活来适应自己，给自己一点儿时间，找回身心的自由和健康。

连我自己都否定自己现在的样子

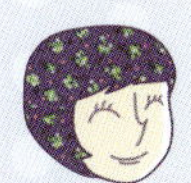

工作总是很努力的准熙女士（化名，35岁）总是否定自己。因此我建议准熙女士以“自己所看到的自己的样子”和“我能表达的东西”为主题来做拼贴画作业。

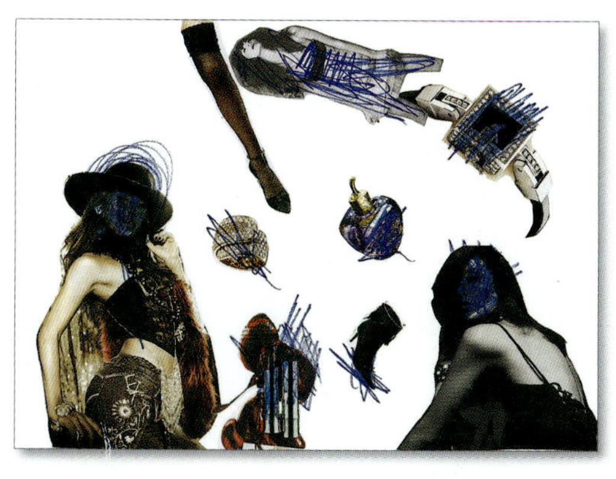

“我并不幸福。我总是存在不足，我的生活充满了不幸。我想变得再漂亮一些，再苗条些，像电视或杂志上的人一样，穿着时髦的衣服。我想要更丰富、更美好的生活。

“我从杂志中选出了我所希望成为的样子，贴到了画中。制作这幅拼贴画时，我发现自己似乎太注重外表了，很不好，也害怕别人看透这样的我。瞬间，我用深色的魔术笔随意涂抹着拼贴画，以表现出自己讨厌的情绪。这一过程似乎真实地诉说了我情感的变化，让我能够更客观、更实际地审视自己。”

作品点评

从拼贴画中的照片可以看出，准熙女士很注重外表，虽然希望过富裕的生活，却又讨厌自己的这个样子。准熙女士否定了自己所期望的样子，对她来说存在两种情感，需要注意这种混乱的状况和原因。

准熙女士尽自己最大的努力去赢得工作上的认可，不仅如此，她也很注重外貌。用魔术笔将拼贴画重重地涂抹之后，她意识到原来自己所期望的并不是外表，而是在工作中得到真正的认可。通过美术治疗活动真实地表现出自己的情感，她找到了解决双重情感的头绪。更进一步，建议准熙女士探索一下在工作中得到认可意味着什么，总是认为自己有很多不足的理由是什么。

每天都在与时间较量

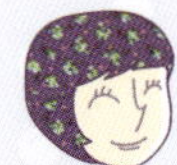

秀珍女士（化名，36岁）每天都在家里和单位忙碌着。在单位工作一整天后，回到家里，她需要做的事情还有很多，这总让她感到紧张。因此，我建议秀珍女士做以“现在自己的样子”为主题的绘画作业。

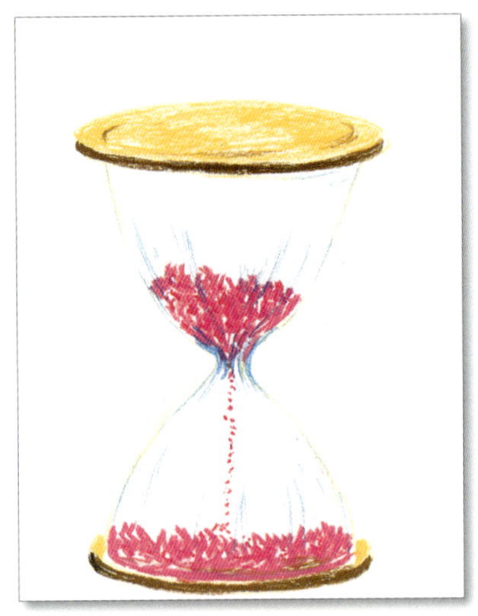

“从早晨睁开眼睛到晚上躺在床上的瞬间，我都在与时间做斗争。晚上很晚才结束工作，回到家中也不能舒服地休息，只会想着要做的事情。

“无论怎么努力，需要做的事情依然很多，时间完全不够。除了睡觉的时间，我没有一点儿时间来为自己考虑或投资。处理完别人交给我的事情，又继续做新的事情，就这样不断地重复着。什么时候可以结束这种生活，享受轻松自在的生活呢？我很想知道。”

作品点评

犹如被追逐着一样，秀珍女士画了一幅沙漏图。从沙漏上方渐渐变少的沙子可以看出，秀珍女士在日常生活中存在着不安感。但是代表时间不足的沙子被处理成粉红色的，又反映出秀珍女士有着希望过快乐的生活的能量。

如果沙漏上方的沙子是满的，反映出来的心情会不会更平静些呢？其实，沙子总是会向下漏的，那种不安感还会再次袭来的。沙漏诉说的是日常生活的繁忙，建议秀珍女士再画一幅可以消除这种繁忙感的静态图。在作品完成之后，即使拿出很少的时间来回顾自己的创作活动，我们也会逐渐找回内心的自由。

和丈夫一起向同一个方向努力

在英女士（化名，36岁）认为自己因为丈夫牺牲了很多。现在在英女士和丈夫几乎每天都会争吵。因此，我建议她抽出时间画一幅与丈夫一起站在跷跷板上谈话的图画。

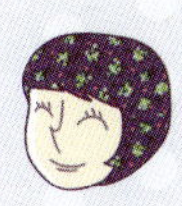

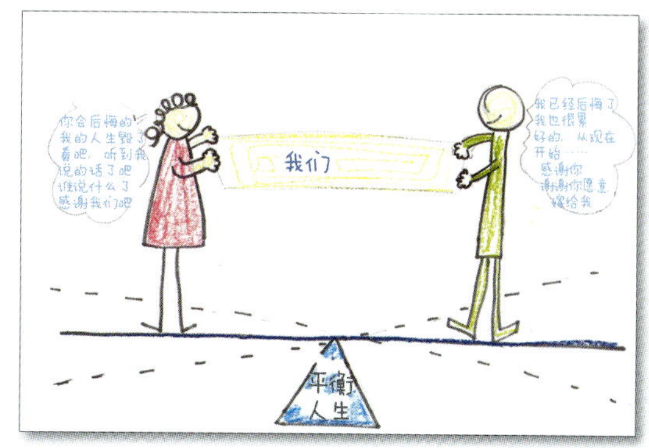

“与丈夫结婚后我就成了全职太太，我觉得很不甘心，似乎拥有了不幸的人生，甚至觉得这是一桩错误的婚姻。我所感受到的自卑与无力都是出于为丈夫而做出的牺牲。每当丈夫遇事畏缩时，我都会感到自己很失败，产生强烈的绝望感。但是想象着与丈夫站在跷跷板上谈话，写着双方的对话时，我发现我们都期望得到肯定的结果，于是有了我们同属一体的想法。一起生活了16年，现在的我们处在不同的人生阶段，各自遇到了自己人生中的上坡与下坡，而我现在似乎是处在下坡的路上。我想和丈夫一起向着同一个方向努力，过上有意义的生活。希望丈夫也能理解我，和我有同样的想法。”

作品点评

在英女士否定自己和周围的环境，因自己的不安与无力经常与丈夫发生冲突。所以她描绘了自己和丈夫站在跷跷板上进行对话的场景。“你会后悔的”“我的人生毁了”“看吧，听到我的话了吧”“谁说什么了”等，在英女士无意识地写下了这些话，然后她发现自己有点儿过分了。丈夫则是给出了“我已经后悔了”“我也很累”“好的，从现在开始……”等相应的回答。

想到丈夫肯定的态度，在英女士又一句句修改了自己的话。正如丈夫所说的“感谢你”“谢谢你嫁给我”等话一样，在英女士发现，自己和丈夫不应是相互敌视的关系，而应是向着相同的目标前进的整体，彼此应该成为对方的依赖和力量。

婆婆面前“矮小”的我

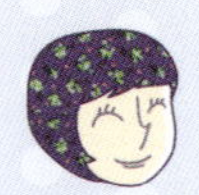

婚后与婆婆间的矛盾是任何人都避免不了的问题。朱敏女士（化名，37岁）这几年也因与婆婆之间的问题而感到十分苦恼。于是我建议她做以“与婆婆的关系”为主题的自由表达作业。

“我的婆婆是一位对儿子疼爱至极的人。每次只要看到我，她就会夸耀自己的儿子，还经常说些贬低我的优点、放大我的缺点的话。现在只要看到婆婆，我就害怕。她经常问我‘做好饭了吗’等问题，事无巨细都是关于照顾她儿子的，从不关心我，甚至还将我与其他人的儿媳妇进行比较，唠叨个不停。

“在外面我能获得其他人的认可，但是只要一到婆家，我的存在感似乎就没有了，这真的让我很悲伤。我想解决这一问题，找回内心的安定。”

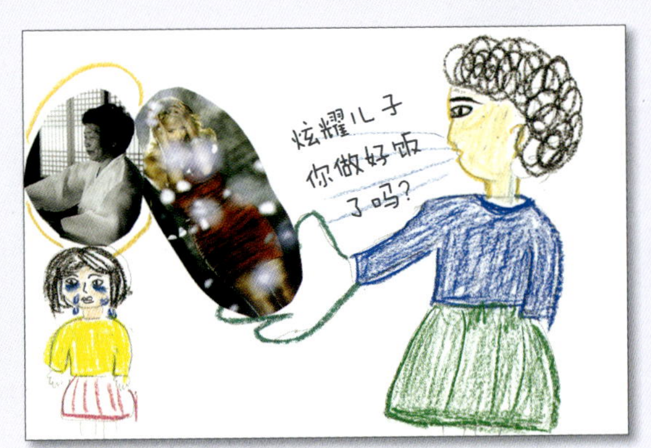

作品点评

朱敏女士在画纸的右侧画出了放大版的婆婆，以表示对自己来说婆婆的存在感特别强。从婆婆的表情上很难感受到她对儿媳妇的深情，蓝色的衣服表现出了婆婆冷漠的心。相反，站在婆婆面前，抱着自己的头、捂着双耳的人物图片，则表现出朱敏女士正经受着痛苦。从代表婆婆的做着训斥动作的照片和流下蓝色泪水的小人中，我们都能感受到朱敏女士的不安、懦弱和狼狈。

通过在图画中将自己因婆媳矛盾而产生的压力表现出来后，朱敏女士整理好了自己的心情，并重新认识了父母与子女间值得珍惜的感情。如果朱敏女士把对子女的感情转移到婆婆身上的话，就能够从另一个角度看待问题。另外，希望她能减轻平时的压力，经常与婆婆谈心，夸奖老人，从而找出缩短婆媳间距离的方法。

我是儿子的二流厨师

何妍女士（化名，40岁）因为工作的关系曾将儿子托付给婆婆照顾。由于当时没有好好照顾儿子，现在对儿子还有一种愧疚感。为此，何妍女士做了以“对儿子的感情”为主题的自由表现作业。

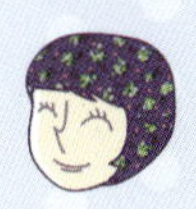

“由于儿子最近总爱生病，他的健康问题着实让我苦恼。曾经因为工作的缘故，我将儿子托付给婆婆抚养。作为妈妈，这似乎是不负责任的行为，我也因此总感到很自责。

“我认为现在还有机会去弥补过去的缺席。因此我每周都会在料理上狠下功夫。对于儿子喜欢的食物，我总是尽力满足他。我努力地做着自己的二流食物——豆腐汤和猪排饭。

“儿子很喜欢吃我做的料理。儿子的身体也在慢慢变好。我似乎又赢得了好妈妈的资格。现在我只希望儿子能健康地长大。”

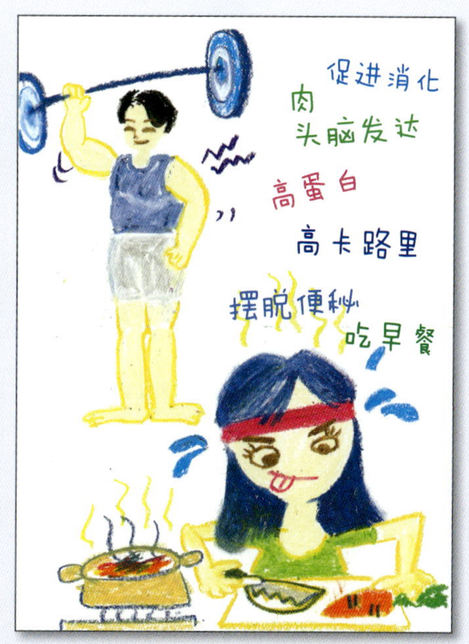

作品点评

职场妈妈既要工作，又要照顾家庭、做家务。她们认为子女因肥胖、营养失衡或营养不良而引起的健康问题，都是自己没尽到责任造成的；甚至连孩子个子不高、感冒等都认为是自己的责任。

考虑到子女的营养状态，制定营养均衡的食谱固然重要。但是，正如在一起的时间很少一样，妈妈们也需要灵活运用饮食时间加强与子女的情感交流。最重要的是，妈妈们在烹饪的时候也可以和孩子们聊天，问问他们的日常生活，通过一起准备食物、吃饭的机会，让孩子们感受到自己的爱。

我积极的人生

希秀女士（化名，45岁）总是在为家人奉献，每天总是忙着照顾努力学习的儿子和在外工作的丈夫。时间很快便过去了，她根本没有时间照顾自己，只顾着埋首向前。因此，我建议希秀女士画一幅关于“年轻时的记忆或回忆”的图画。

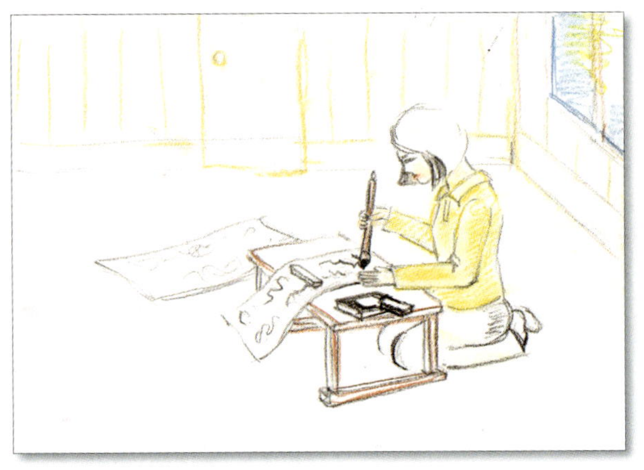

“上高中时，我在家里跟随父亲学习书法。在父亲严厉的指导下，我端正坐姿，并下定决心要学好书法。学习书法自然是我提出来的，但始终要保持正确的姿势和准确的书写方法，让我感觉到了困难。

“回忆小时候的事情，我首先想到的就是自己学习书法时的样子。今天画这幅画，不仅想要说明写书法时需要保持正确的姿势，也想表达心里的情绪。学习是一件困难而辛苦的事情，但学习的时光真是非常珍贵的。”

作品点评

现在回顾过去时光的活动是促使个人成长的好方法。在回顾过去的活动中，希秀女士想起了自己年轻时跟着父亲学习书法的情景。虽然学习的时候困难重重，现在想来却成了学习到很多知识的美好回忆。

希秀女士领悟到学习时保持正确姿势的必要性和学习的真正意义，现在的她比高中学习书法时更成熟了。为家人奉献的希秀女士通过美术治疗活动获得了逐渐探索自己的时间，从而以更成熟的心态享受着现在更快乐、更自由的生活。

我想成为蝴蝶

在没完没了的家务中很难拥有自己的时间，美珍女士（化名，48岁）以为等孩子们长大一些的时候，自己就会有闲暇时间了，没想到却比以前更忙了。于是，我建议她做用涂鸦来自由地表达“现在的生活”的美术活动。

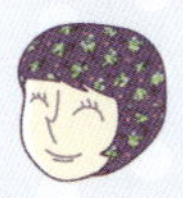

“用墨汁和蜡笔画出背景，再用锋利的物品在上方刮出蝴蝶的样子。我成了美丽的蝴蝶，自由地到处飞翔，与其他蝴蝶和美丽的花儿聊着天。我去找花儿，悄悄地告诉她我想休息。

“在画中，我明显地表达出自己想暂时摆脱现在的状况，恳切地希望可以舒适地休息的愿望。”

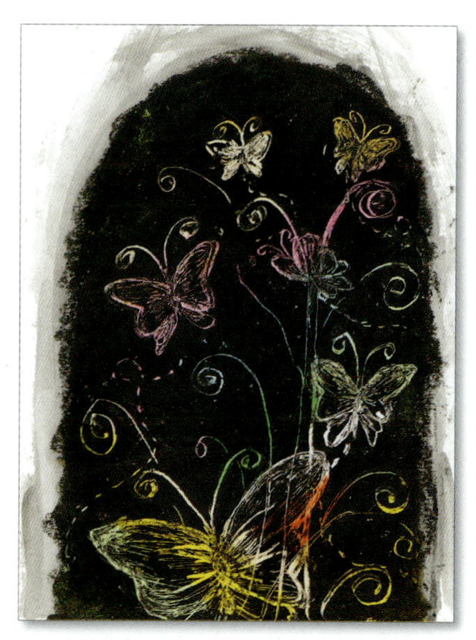

作品点评

如果孩子们上小学了，忙碌的日常生活似乎就会有所好转；如果孩子们上了大学，应该可以松一口气了。大部分母亲都期待着孩子们长大后，自己可以有时间培养兴趣爱好，但实际上需要操心的事情却渐渐增多了。

美珍女士的孩子们上了大学，而她本人也将迎来绝经期，应该为生活中的新变化做准备了。在画中，她用蝴蝶代表了自己渴望休息和自由的心情。从她的画中，我们感受到她需要对自己的日常生活做下回顾，从而对当前的生活节奏进行适当调节。比起期待茫然的未来，弄清自己现在的状态，发现当前这种状态下可以改变的地方，并努力改善则更为重要。只有这样，当孩子们找到他们的人生时，当你的身体和心情都将发生变化的绝经期来到时，你才不会轻易感到空虚，反而会生活得更好。

50岁以后的女性

女人到了中年，随着子女们各自独立，去寻找自己的人生，她们便开始准备和一直忙于工作的丈夫过退休后的生活。经过“绝经期”或“更年期”的身体变化，她们已经真实地体会到老化的感觉，大多数女性会产生失落感。50岁以后的女性，出现最多的症状是“空巢综合征”，出现抑郁症的情况也有很多。

换个角度想，女性应该把这个阶段看成自己“人生第二季节”的开始，最明智的做法是享受生活。从照顾子女或丈夫的义务中解脱出来，给自己一段完整的时间来自由地活动。这时你不妨采用美术治疗活动来重新审视自己的人生，接受进入中年期的各种身心变化，增加智慧，让生活变得更充实，自由自在地度过每一天。

中年期开始，感觉到自然的美丽与秩序

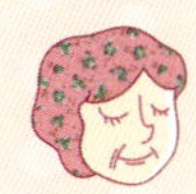

对于现在马上进入中年期的静恩女士（化名，51岁）来说，由于子女都已长大独立，自己的时间变得多了起来。她说最近有很多时间来对自己进行思考。于是我建议她做以“自己”为主题的制作曼陀罗的美术活动。

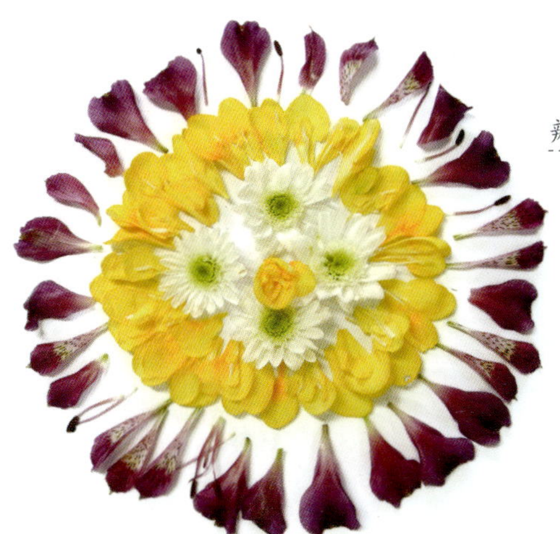

“我用许多花瓣来表达美丽与秩序。把花瓣一瓣一瓣地摘下，排成整齐有序的图案。这个有秩序地排列的图案似乎蕴含着自然的秩序，我从中也似乎感受到了自然的美丽。从出生到现在，我身体的变化犹如春、夏、秋、冬，以及白昼与黑夜的循环一样，随着时间的推移而变化着，这便是自然的规律。”

作品点评

对50岁以后的女性来说，利用自然物作为美术活动的素材会感到非常亲切。这是因为即将进入中年期的多数人，在幼年时都是在自然的怀抱中度过的。对她们来说，用自然物作为素材进行美术活动的话，更能将自己的人生与自然的变化联系起来，这样收到的效果会更好。

静恩女士将女人如四季般的身体变化与自然的循环联系起来。进入中年期后，她开始关心生活的规律，并用曼陀罗表现了这一事实。正如静恩女士所说，大自然有着独特的节奏，人也是一样。随着时间的流逝，自然中的季节循环变化，而我们也一样，也在逐渐地变化着。如果女性能理解并接受这种秩序的变化，中年期的生活就会过得更有价值。

我想重获自信，重拾幸福

面临绝经期的钟淑女士（化名，54岁）纠结于“失去了女人的年轻与美丽”这种想法，感到很失落。这个时期女性情感的起伏比较大，犹如进入青春期一样，容易意志消沉，沉浸在忧郁的情绪中。因此，我建议钟淑女士做以“面临绝经期时自己的情感”为主题的绘画作业。

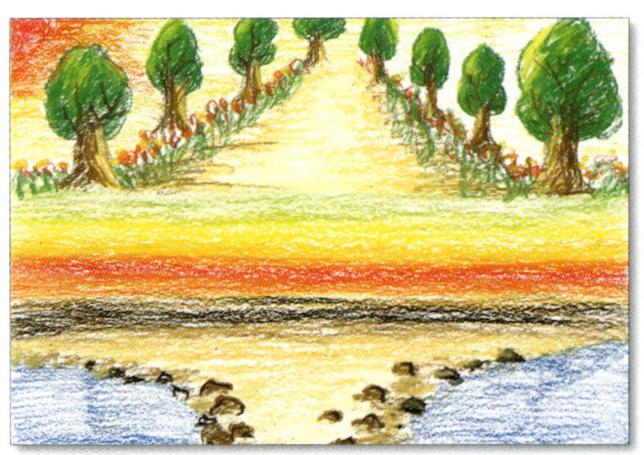

“我现在进入了绝经期。这一事实让我感到很害羞，我还没有和丈夫说起。我的丈夫总是忙于公司的事务，孩子们又忙于学业。与忙碌的丈夫和孩子相比，独自在家的我倒是有很多空闲时间。正因为如此，在家人面前，我偶尔也会有种距离感。

“现在我不再年轻，也丧失生育能力了，我好像也没有任何女性的魅力了。”

作品点评

看过钟淑女士所画的画能够感受到她在绝经期的忧郁。虽然第一眼看上去，我们会觉得画中明亮的色彩很美丽，但是我们还要看到，要从水边的桥走到两排树之间的路上，需要先经过横在两者之间的彩虹色空间才行。这说明虽然钟淑女士的内心渴望幸福，却离幸福越来越远。

女人不能因为绝经期来临，就觉得自己将身心俱损。请换个角度来看待这个变化，把绝经期看作自己从长期的教育子女与照顾丈夫的束缚中解脱出来的时期。绝经期并不意味着女性生命力的枯竭，而是女性更趋成熟的必经之路。现在，对钟淑女士来说，最需要的是自然地接受绝经的态度和想要度过成熟、稳重的中年期的决心。

亲爱的外孙

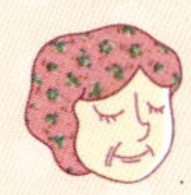

子女婚后孕育孩子的时候，妈妈的心情是怎样的呢？熙子女士（化名，58岁）的女儿不久前生了个儿子。在做以“对自己来说最重要的事物”为主题的美术活动时，熙子女士马上想到了她的外孙。

“我疼爱的女儿不久前生了个儿子。看着刚刚出生、还在睡梦中的可爱外孙，我想到了对女儿的歉意和自己生孩子时的情景。所有这些想法都十分和谐，也充满了幸福。回想着过去自己的样子，我产生了许多感想。

“当让我想象对自己来说最重要的事物时，我便想到了我的外孙。怀着一颗希望外孙能够健康、快乐成长的心，我认真地制作了它。它的样子看起来很漂亮，我的心情也变得很好。”

作品点评

这真是一个可爱的胖乎乎的孩子。熙子女士制作的是一个有着一脸幸福表情的泥娃娃，她精心地制作着，虽然手法并不熟练，但足以看出一位想要塑造出外孙那美丽脸蛋的外婆的努力。

熙子女士回想着自己的外孙并开始制作这个娃娃，其实这部作品似乎也包含了熙子女士生女儿时的情感。带着对女儿的疼爱和忧虑，以及对外孙健康降生的满足感，她认真地用黏土捏着外孙的样子。像这样一边想着对自己来说最重要的人或物，一边动手制作美术作品，能够让你对现在和过去所经历的一切进行一番回顾与审视。

田园生活是我一直以来的梦想

投身于教育事业的贤淑女士（化名，60岁）希望退休之后不再过以前那种忙碌的日子，而是过一种轻松自在的生活。在最近的工作中，她很容易感到厌倦、疲惫，也感到自己的身体大不如从前了。因此，我和贤淑女士一起做了以“健康”为主题的续画名画的美术活动。

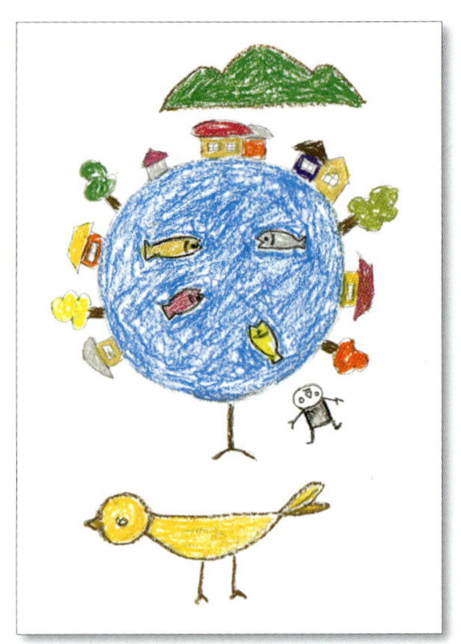

“一想到健康方面的事情，我就会想到一直很喜欢的张旭镇的作品《树与鸟》。这幅画给人一种朴素、宁静之感，我从画中看到了自己的健康与老年生活。

“我希望自己的老年生活是平淡的。与只看着未来而忙碌的年轻时候不同，我想在老年时过着安静而内心充实的田园生活。在空气清新、鸟语花香的山中，看着在清澈的河水中畅游的鱼儿，与大自然为友，轻松自在地生活。没有对过去的懊悔，也没有对未来的担忧，只是享受着眼前的一切。让眼前的一切点缀着我那圆满而美丽的老年生活。如果能按照我的愿望生活，我自然能够找回我的幸福与健康，与整个世界和谐共处，我想我能活得更久。”

作品点评

贤淑女士希望在干净的大自然中度过自由自在的晚年。正如她说的那样，从她的画中我们也能感受到愉快的气氛。图画整体的色彩很明亮，也很显眼。画中是一派和谐的田园风光，可爱的黄色鸟儿唱着歌，万物和谐地生活在一起。如果我们能在贤淑女士内容丰富的画中度过晚年，身体与心灵都会变得健康起来的。

心情平静了，身体就会健康；身体健康了，心情才会愉悦。这就是身心医学。无论周围的环境如何，最重要的是保护并掌控自己的身体与心灵。希望贤淑女士能养成回顾过去令人高兴的事情、美好的画面以及幸福的场景的习惯。

期待着自由的明天

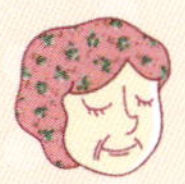

随着年龄的增长，女性会逐渐对自己女性特征的消失产生茫然的恐惧感与失落感。秉熙女士（化名，62岁）因为自己已“不再是女人”的想法而产生了巨大的心理压力。因此，我建议她做以“绝经期的我”为主题的绘画活动。

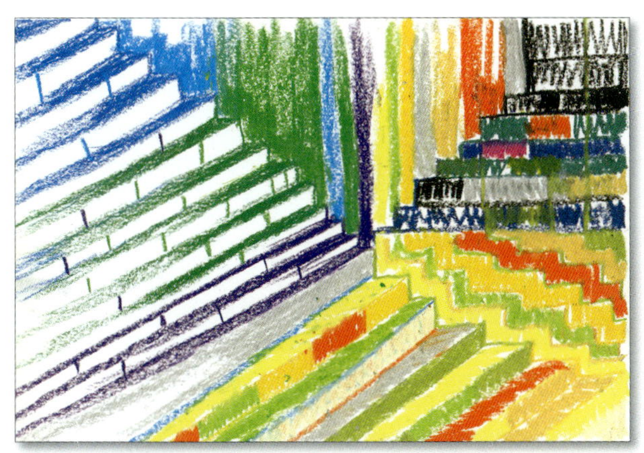

“虽然因为绝经而产生失落感，但自从参加了针对女性团体的绝经教育活动后，我学会了克服这种失落感的方法。我希望自己现在的恐惧感与失落感能够得到缓解，怀着这样的心情，我将自己绝经这一事实告诉了家人，并得到了丈夫与孩子们的悉心照顾。

“我并不是失去了做女人的资格，而是成为了真正自由的女人。从现在开始，我从自己曾经奉献过身心的家人那里得到了帮助，开始了自己想要的生活。”

作品点评

秉熙女士的画显得浓墨重彩。正如画中一直向上延伸的台阶一样，秉熙女士用想要的生活将绝经以后的失落感填充得满满的。从色彩的选择与画面的分割上能够感受到她所传达的充满希望的信息。

这是一个平均寿命接近100岁的时代。六十多岁的秉熙女士也算是进入了人生的后半期。女性要想把中年以后的老年时光当作新的黄金期度过，就需要寻找生活中的快乐之源；另外，女性还需要请求家人的支援与帮助，为自己该如何度过老年时光制订计划和做好准备。

失去丈夫后我该如何走下去

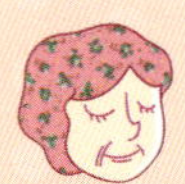

在女性所体会到的孤独感中，再没有比失去一起走过很长一段人生路的配偶来得更强烈的了。英玉女士（化名，65岁）不久前刚刚失去丈夫。因此，我建议英玉女士做以“丈夫离世后，我对自己人生的感悟”为主题的美术活动。

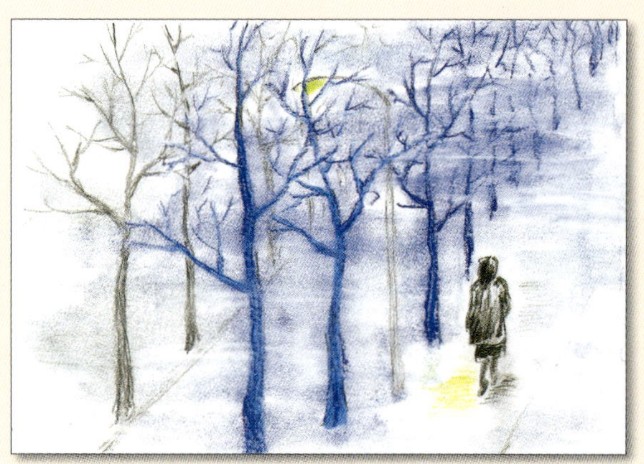

“他离我而去了，现在只剩下我自己了。我从不知道一直深爱我的丈夫的去世会让我如此混乱。虽然我也想打起精神，重新站起来，但我无法抑制内心的悲伤与忧郁。

“我希望自己更平静些。即使要花费很多时间，我也想重新找回自己的人生，继续前进。”

作品点评

在英玉女士的画中，她用蓝色和黑色描绘了冷清、灰暗的树木，将那种失去依靠的内心原原本本地描绘了出来。图画中的景象给人一种迷离、左右摇摆的感觉。图画右侧的边缘处，英玉女士正在前行。英玉女士所走的路与图画的整体色调相比，显得更明亮，更富有色彩，由此我们能感受到她小小的期望。

失去了陪伴自己度过人生最重要、最美好的时光的人，人们难免会产生极大的恐惧感和孤独感，同时还伴随着巨大的压力。对于遭遇配偶离世的女性来说，最需要做的就是接受并正视由此产生的各种情感，承认与配偶的离别，在往后的时间里，即使自己一个人过，也要逐渐恢复正常的日常生活，继续与周围的人和谐相处；同时，为自己确定某种信仰也不失为调整自己心情的一个好方法。

我此时的样子

65岁以后的女性在心理上比较畏怯，外表也不像以前那样精神，情绪也变得非常敏感。智顺女士（化名，66岁）正经历着类似的苦恼。因此，我给智顺女士安排了看着镜子画自画像的美术活动。

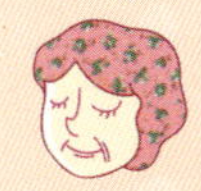

“我用彩色蜡笔画了自画像。刚开始我不知道该怎样去画自己，像个陌生人一样一直注视着镜子中的我的样子。虽然画得并没有想象的好，但静静地看着镜子中的自己，我产生了许多想法。

“虽然每天都照镜子，我却从没有像这样长时间地注视过自己。画着自己现在的样子，我想起了自己以前的样子，似乎看到了我那逝去的岁月。”

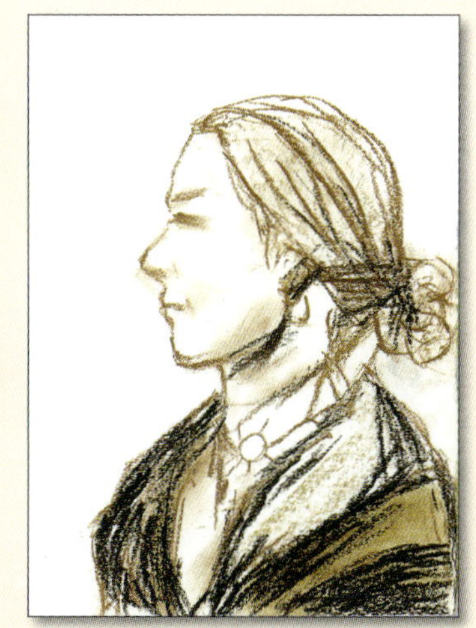

作品点评

通过画自画像，作画者可以将自己很难看到的侧面展现出来，给自己一个回头审视自己的机会。在智顺女士创作自画像的过程中，她有些踌躇甚至想要放弃，但是随着持续地给予她作画的鼓励与支持后，她获得了信心，最终完成了作品。从她完成的画作中，我也看到了她高度的成就感与满足感。

智顺女士说，她对自己随着岁月流逝而发生了变化的样子感到陌生而讨厌。平时她只是简单地照一下镜子，而这次为了画自画像，她长时间驻足于镜子前面，看着镜子中反射出的自己的样子。这种审视让她得以重新认识自己，同时也给了她一个回顾自己人生的机会，让她学会了支持自己、珍爱自己的方法。

专栏 妈妈咪呀！|电影中的女人|

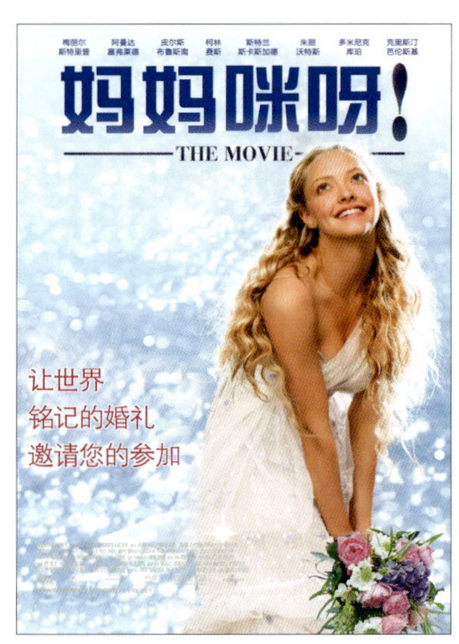

《妈妈咪呀！》
2008 | 菲利达·劳埃德导演

《妈妈咪呀！》的故事

在地中海的一个偏僻的小岛上，有一家旅馆，主人唐娜有一个美丽的女儿名叫索菲。在唐娜的照顾下，快乐长大的索菲即将与未婚夫Sky走入婚姻殿堂。索菲想在结婚前找到自己的亲生父亲，碰巧发现并偷走了母亲年轻时的日记本，并在日记中找到了三位"疑似亲生父亲"。索菲以母亲唐娜的名义，分别给三名男子——山姆、比尔和哈利寄出了婚礼邀请函。随着母亲之前的恋人们的到来，小岛一下子变得热闹起来。

唐娜看到三名男子，大吃一惊，随即开始坐立不安起来。山姆、比尔和哈利都沉浸到回忆中，各自回想着与唐娜的旧事。唐娜得知山姆至今仍爱着自己，但是在山姆请求她能够再次敞开心扉接受他时，唐娜却慌张地拒绝了。

索菲一边准备着婚礼，一边努力寻找着自己的亲生父亲。在寻找中，她逐渐领悟到，比起寻找不知道是谁的亲生父亲，找回自己和深爱着自己的人更为重要。索菲想要给自己一些时间来更深入地了解自己，在婚礼上宣布暂不结婚。在参加婚礼的客人们的劝说下，这场婚礼转而成为唐娜和山姆的结婚典礼。在唐娜与山姆幸福的婚礼结束后，索菲歌唱着要去更广阔的世界实现自己的梦想，与Sky一起离开了小岛。

《妈妈咪呀！》所传达的信息

唐娜独自抚养着她爱的结晶——索菲，坚强地活着。与突然登场的三名男子所表现出来的行为不同，她很负责任地抚养着孩子。

索菲邀请了可能是自己父亲的母亲的三位旧情人，并通过寻找父亲，重新找到了自己人生的意义。她明白了一个道理：比起寻找父亲和永远待在母亲的身边，为了获得幸福的人生而选择走自己的路更为明智。

《妈妈咪呀！》以人们进入封闭的空间——小岛开始，以索菲为了见识更广阔的世界，离开小岛的场面结束。电影形象地描绘了索菲充满自信和勇气的成长过程，她逐步摆脱了既定的成长框架，逐渐成长为真实的自己。

从《妈妈咪呀！》看女性

过去的女性与现在的女性在境遇上有很大不同。当今社会的女性拥有与男性同等的教育机会，可以平等地生活。现在，即使结婚后，女性也可以不必完全依附于丈夫而生活，而是可以开辟自己的路，创造自己的幸福。

正如电影中所表现的一样，丈夫或有婚约的男子，从女性的幸福这个角度来说，并不是不可或缺的要素。女性不仅可以主观地决定自己的人生该如何度过，想象并选择能让自己获得幸福的生活；还能够对自己的选择负责，努力让自己活得幸福。从独自抚养着女儿、勇敢地度过自己的人生的唐娜和不依赖父亲和未婚夫、成为自己人生的主人的索菲身上，我们可以确定这种变化。

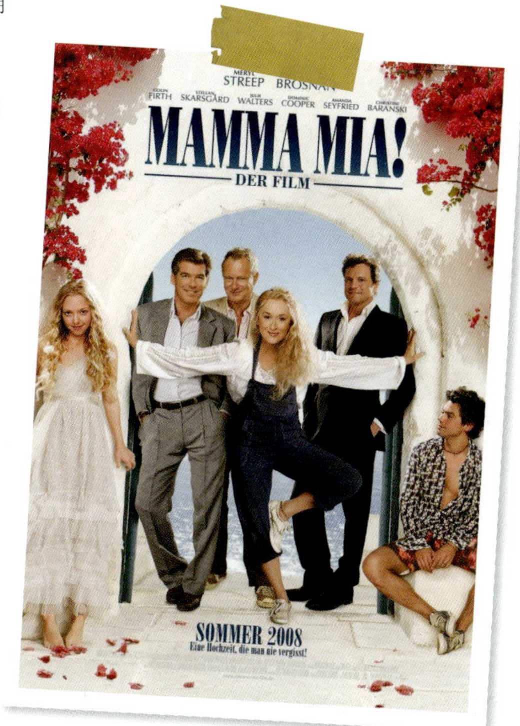

我们要不依赖某人或为某人而活，而是为了自己而活，让自己的人生不留遗憾。在这漫长的人生旅途中，希望女性朋友能通过美术治疗活动来倾听自己内心的声音，找到真正的自己。

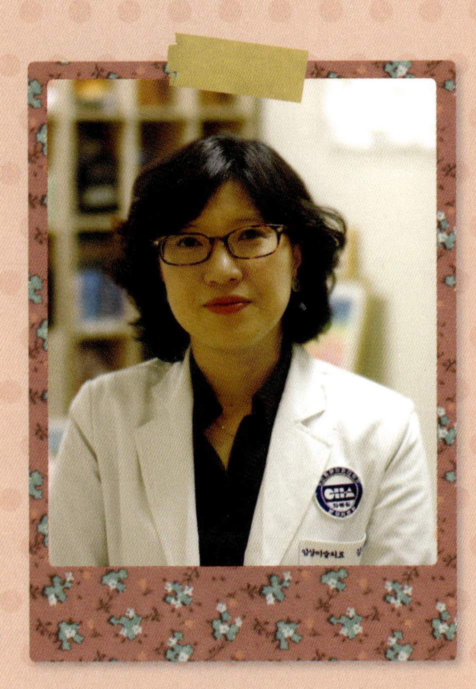

作为女人，我们需要知道自己
可能罹患哪些身体疾病和心理疾病，
同时找出这些疾病产生的源头，
及其预防措施和解决方法。

第4章

听金老师讲述那些美术治疗故事

作为女人活在世上，我们要经历许许多多的事情，不仅要经历分娩和养育之累，还要承受身体变化之痛。作为女人，我们需要知道自己可能罹患哪些身体疾病和心理疾病，同时找出这些疾病产生的源头，以及预防措施和解决方法。在患有身体疾病或心理疾病时，我们可以进行哪些美术治疗活动呢？下面我就以既往经验为基础，向大家介绍一些美术治疗方法。

美术治疗帮助女性抚慰疾病之身

女性身体疾病知多少

虽然女性的社会活动在逐渐增多，但由于缺乏健康管理方面的知识，现在出现了多种多样的女性疾病。女性需要注意脱发症、慢性压力和郁火病等病症，同时，就像小心呵护子宫这一孕育生命的重要器官一样，我们对身体的细微变化也得留心。

成长期的女性对痛经要提高重视度。因为严重痛经很有可能是子宫畸形引起的，如果放任不管，待成年之后，就有可能导致子宫内膜方面的疾病或不孕不育。另外，由于孕妇的健康会直接影响到胎儿或新生儿，育龄女性应该定期到妇产科接受检查。35岁以后的女性还需要特别接受宫颈癌和卵巢癌等女性癌症的检查。

随着更年期卵巢功能的丧失，女性迎来了绝经期，这时的女性可能会罹患更年期综合征、骨质疏松等由于雌激素变化而引起的身体、精神方面的疾病。最后，进入老年期的女性需要留心尿失禁、盆腔脏器脱垂等疾病。

美术治疗活动的益处多多

在来到美术治疗诊所的人中，那些患有身体疾病的女性通常会感到不安或抑郁。那些经历过乳腺癌手术，或出现脱发症、尿失禁、产后肥胖等疾病的女性，心情极其低落，对待生活非常消极，或显出明显的忧郁。由于各种身体疾病带来的疼痛与痛苦，许多女性都出现了慢性压力的表现。压力会让人对生活中的一些事情失去兴趣，即使是极小的事情，也会让人发脾气，让人的生活向着消极的方向走下去，从而使自己与家人间的矛盾变得更恶化。

美术治疗的焦点在于从心理上帮助患有身体疾病的女性，缓解她们因疾病产生的压力与痛苦，重新找回心理上的安定。通过与家人一同参加美术治疗活动，让女性可以为自己的丈夫或孩子所理解，从而获得家人的关爱和照顾。同时，美术治疗还可以提高接受治疗的女性的自尊，给予其积极的能量，使其产生能够战胜身体疾病的信心。

1. 女性脱发症

美术治疗之女性脱发症实例（34岁）

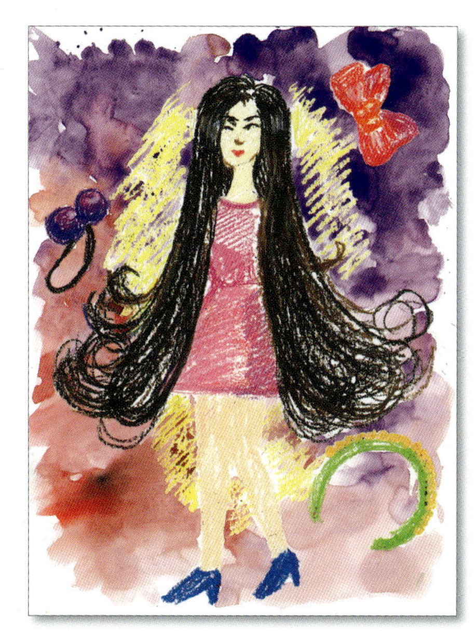

这幅画的作者是一位忙于工作和育儿，有着很大压力的女性。据说几个月前，她的头发便开始脱落，刚开始脱发的部位大约有硬币大小，后来逐渐变大，因此她非常担忧。最初她脱发是因为边工作边育儿而产生的压力，但现在脱发却成了她出现压力的主要原因，情况并不乐观。

图画中表现了画者想要摆脱现在这种状态，重新找回自己原有的又多又长的头发的愿望。如果画者坚持进行美术治疗，将压力发泄出去，获得心理上的安定，就能够消除加剧脱发现象的最大原因。如果画者在进行美术治疗的同时，结合脱发的治疗，则治疗效果将会更明显。

女性脱发症的防治

女性如果对脱发症置之不理，久而久之就会有秃顶的危险。如果在脱发早期就积极治疗，头发的数量就会增多，或得到最大的保护。造成脱发的原因有：手术、重病带来的身体反应，重大精神打击导致的心理压力，贫血、甲状腺疾病引起，药物的副作用，身体激素的变化，过度减肥，以化学药品为主要成分的美发用品的频繁使用等。其中压力是造成脱发的重要因素。脱发的原因中，很多无法进行准确地说明，比起依赖那些没有得到临床验证的治疗药物，更重要的是接受专家的诊疗，需要的话，还可以对引起脱发的身体疾病进行检查。

女性脱发症的治疗方法有“药物治疗”和对枕部头皮的毛囊进行移植的“自己头发移植手术”两种。“药物治疗”主要使用抗雄激素药剂、米诺地尔外用擦剂，以及其他矿物质补充剂等。

如果不想过度刺激头皮，就要减少使用会给发丝造成严重拉扯的发卡或头绳；尽可能不使用定型喷雾、摩丝、发胶等，如果使用，也尽量不要让其沾到头皮。尽量少染发、烫发，以避免对头皮和头发造成损伤。禁止吸烟、喝酒，避免让自己受到压力，过有规律的生活，并做适量的运动。强烈的紫外线也会给头发造成损伤，因此也要尽量避免头皮过度接受阳光的直接照射。

2. 主妇湿疹

美术治疗之主妇湿疹实例（36岁）

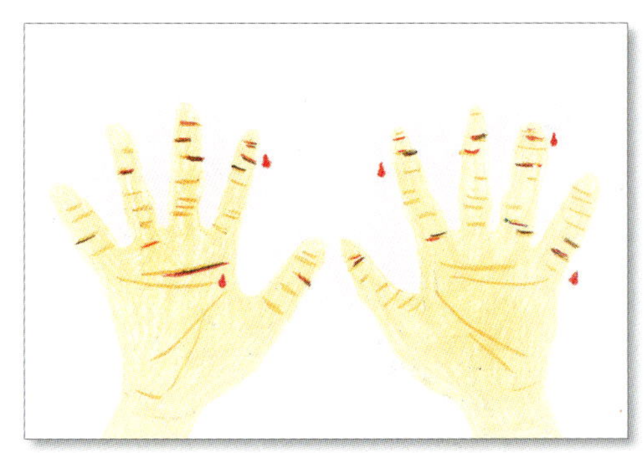

这幅画的作者是一位两个男孩的妈妈。据她说，家里各种琐事全由她打理，没有家人的帮助，她包揽了所有的家务。两个儿子都喜欢运动，不断有要洗的衣服，她的手几乎一直沾着水。

她以自己的手为主题作画，将手上的伤口一个一个仔细地画了出来。不知是不是因为觉得伤口开裂的图画尚不足以说明问题，她用红色来强调了手指和手掌上的伤口，就像流出了鲜血一样。这幅画表达出了她感觉很辛苦的现状。

患有主妇湿疹的女性，如果家人能一起参加美术治疗活动，或看画者所画的画，听她讲述自己的故事，便会理解自己不曾了解到的妻子、母亲的苦楚。家庭成员如果能够互相照顾，女性便能在心理上得到快速恢复，身体的不适症状也会得到有效缓解。

主妇湿疹的防治

主妇湿疹是典型的接触性皮肤炎，是因长时期接触水或洗涤剂等液体引起的，主要发病人群是经常做家务的家庭主妇，因此叫“主妇湿疹”。这种疾病在年轻的主妇身上尤为多发，与未婚时不同，结婚后她们的日常清洗等接触水的工作突然增加，因而手上才会出现各种症状。此外，经常接触药物的医务人员、接触水较多的厨师和清洁工，以及有泥塑或插花等爱好的人群，也会患主妇湿疹。还有，那些有经常洗手习惯的人、儿时曾患有胎热的人，以及患过过敏性皮炎的人，也常会出现此类症状。

主妇湿疹的症状一般从指尖开始。刚开始皮肤会变得干燥、起皮、发炎，出现红色斑点。一般主妇湿疹的症状会出现在两只手上，主要表现是，手部皮肤发硬，瘙痒症状严重，有疼痛、灼热感，最严重的情况是无法用手做任何事情。另外，经常做接触水或泥水的工作，或经常使用肥皂洗手或戴手套，以及精神上受到压力时，主妇湿疹的症状会恶化。

主妇湿疹初期，涂抹含有抗炎药的外用类固醇药膏或软膏会使症状好转。病情严重时，就需要服用药物或注射药物来尽快稳定病情。预防主妇湿疹最重要的方法是，避免皮肤直接接触水或洗涤剂，橡胶制品、香料、食盐等确定是否有过敏反应后再使用。在使用橡胶手套时，为避免湿气过重，最好连同棉制手套一起使用。洗手时不要使用高温水，且洗完后一定要涂护肤品。

3. 尿失禁

美术治疗之尿失禁实例（46岁）

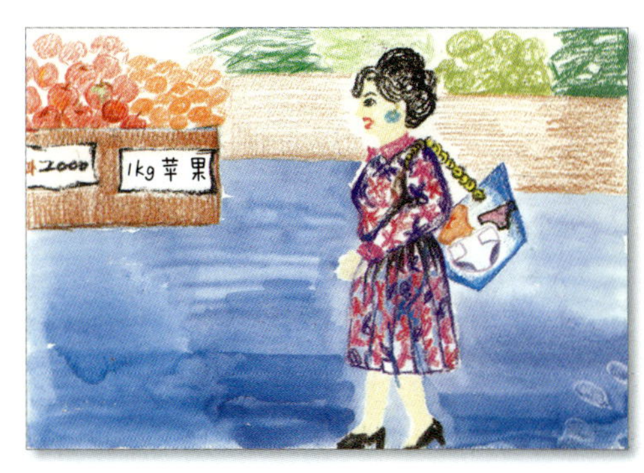

这幅画的作者是一位喜欢与朋友一起去旅行的女性。据她说，最近即使走一小会儿路，她也忍不住想小便，经常到处找厕所。因为尿失禁导致尿液总是少量流出，因此外出时她总会担心自己的内裤。现在，她外出时都会很犹豫，渐渐也不再联系那些经常见面的朋友了。

她的画虽然看起来色彩绚丽，但画中人即使外出也经常备着内裤，脸上也露出担忧的神色，这些在图画中都表现得很明显。尿失禁早期，患者只要接受治疗就会有很明显的效果，但是很多女性都想隐藏自己有尿失禁的事实而忍受着内心的痛苦，并用错误的方法来处理。尿失禁患者应该通过和专家商谈，找出适合自己的治疗方法。对患有尿失禁的女性来说，美术治疗能够帮她们预防因此病产生的忧郁情绪，调节她们的心理状态。

尿失禁的防治

尿失禁是指并不想小便，尿液却自己流出来，影响个人的生活，引起卫生问题的症状。尿失禁即使不做任何治疗，也不会造成致命影响。但是它却会影响人们舒适地生活，制约人们在日常生活中的身体活动，损伤个人的自尊心。这样看来，它算是一种非常严重的症状。尿失禁的原因有很多，不论男女老少任何人都可能患病，尤其是中老年女性、神经性疾病患者、老年人等，常会出现此类症状。尿失禁症状在45~50岁人群中出现的比例很高，成年女性出现尿失禁的比例一般在35%~40%。

对女性来说，“压力性尿失禁”比较常见，经常发生在咳嗽或打喷嚏、跳绳或搬运重物等需要给背部施加力量的时候。这种尿失禁可能是由多次妊娠、生产、绝经、肥胖、喘息、子宫切除术等引起的。另一种是“急迫性尿失禁”，主要是指突然产生想要小便的感觉，在去卫生间的途中或尚未脱下内裤之前尿液便流出来的情况。还有一种是“功能性尿失禁”，像痴呆患者一样不分时间、地点就开始小便。

“压力性尿失禁”的治疗措施主要有盆骨肌肉运动、悬带手术、阴道手术，或是利用腹腔镜在尿道周围注入硅胶等简单的手术。治疗“急迫性尿失禁”，主要措施有通过生物反应来进行排尿训练的行动法和抑制膀胱萎缩、减轻膀胱压力的药物治疗方法；另外，还有一种抑制膀胱萎缩的电刺激治疗法。

4. 骨质疏松症

美术治疗之骨质疏松症实例（53岁）

作画的这位女士最近正面临绝经，又突然得了骨质疏松症。她觉得自己的身体大不如前，对外部的冲击也非常敏感，腰部和其他关节的疼痛也比以前更令人担忧。她将这些身体状况全部体现在了图画中。图中的圆就像她的骨头一样是中空的，而且圆的外部还有许多物质对圆进行攻击。从图中我们能感受到她的紧张。

骨质疏松症的出现是悄无声息的，经常发生在绝经期女性的身上，因此中年女性会感到非常不安。患有骨质疏松症的女性，通常会像这幅图中所表现的一样，除了要承受身体的疼痛，还会面临随之而来、不断加剧的恐惧感。这时，患者就可以通过美术治疗来缓解自身的压力，调整自己的心情，获得正能量，从而改善自己的生活习惯，促进治疗。

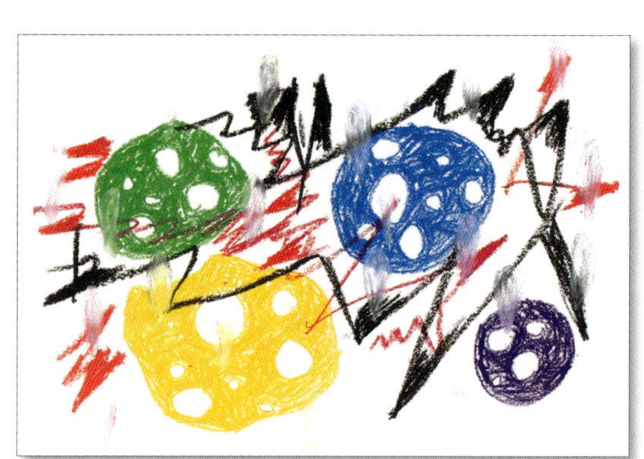

骨质疏松症的防治

骨质疏松症是指形成骨的无机物质和有机物质大量减少，致使骨量达到极值以下，导致骨密度降低，从而产生即使轻微的碰撞也会发生骨折的现象。大部分人除了骨折，没有其他特别的症状，有些人偶尔也会出现腰酸背痛的症状。无论男女，骨量都在青春期达到最高值，而后随着年龄的增长而减少。骨量减少的现象在35~40岁极为显著，女性绝经后骨量会加速减少。女性骨密度减少的主要原因是卵巢分泌的女性激素——雌性激素和黄体酮的减少。

骨质疏松症的药物治疗可选用类固醇制剂和非类固醇制剂两种。类固醇制剂有女性激素制剂、维生素D以及其他活性代谢物制剂，非类固醇制剂有钙、双磷酸盐制剂、降钙素、氟化物、副甲状腺激素等。其中女性激素制剂作为骨质疏松症的首选治疗法，具有非常好的效果。

想要预防骨质疏松症，不仅要摄取适量的钙，还要做适量的运动。人体每天需要摄取的钙的含量为1000~1500毫克，可以多摄取一些含钙量较高的食物，如牛奶、乳制品、绿色蔬菜、坚果、虾蟹等海产品、大豆等。另外，在做运动时，要尽量避免搬举重物等给身体带来负担的运动，可以选择慢走或跑步、游泳、打网球、高尔夫等轻松的运动。对于患有关节炎的女性来说，游泳是一种非常好的运动方式。

5. 经前期综合征

美术治疗之经前期综合征实例（28岁）

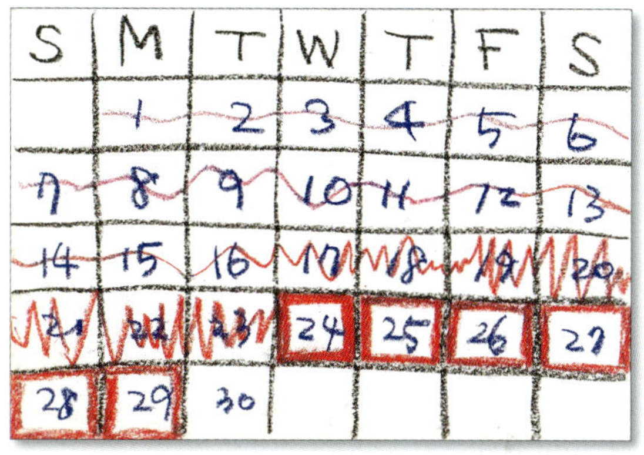

画这幅画的女士在月经前一周左右的时间会出现身体疲劳、乳房疼痛，以及腹痛、皮肤问题等现象。她在绘图纸上画了月历，并在数字上画线，用这种方式来表达月经前自己的心情与状态。刚开始是比较稳定的线条，而在月经前的一周时间里，她用不规则的线条表现了自己的状态，反映出当时状态十分糟糕。

女性在经前期的情感发泄很可能是过去一直压抑着的情感的爆发。因此，女性平时要通过美术治疗活动或其他活动来适当地表达自己的情感。另外，为了马上了解经前期自己的情感，女性还可以通过画曼陀罗的方式将自己无意识的情感集中表现出来。

经前期综合征的防治

经前期综合征是指女性在月经周期前出现的一系列的、给正常生活带来不便的现象和症状。这种现象在月经开始前7~10天周期性地出现，月经开始后的24个小时之内便会消失。大部分女性多表现为身体疲惫、乳房胀痛、注意力下降、焦急、头痛、腹痛、眩晕、烦躁、浮肿等症状，在心理上还会出现悲伤、忧郁、紧张、不安、冲动、攻击性、心情起伏不定、神经过敏、孤独等情绪，此外还会出现嗜睡、精力过盛或不振、食欲剧增或不振、注意力下降、记忆力减退等症状。

经前期综合征的原因虽无法详细说明，但肯定与社会文化、生理和心理方面的原因有关。据推测，生育期的女性中，75%左右患有经前期综合征，尤其是25~45岁的女性、生产过一个以上孩子的女性、家人中有患忧郁症的女性，以及曾患过产后忧郁症或情绪障碍症的女性，经前期综合征患病概率较高。

经前期综合征的症状较轻时，可以放松心情，保持心态的平和，尽量不要给自己压力，饮食清淡，远离烟源。如果症状比较严重，一定要接受专家的治疗。在经前期综合征的预防上，可以做有规律的运动以缓解紧张状态，同时还要减少食盐、糖、咖啡和酒的摄入。

6. 女性不孕症

美术治疗之女性不孕症实例（37岁）

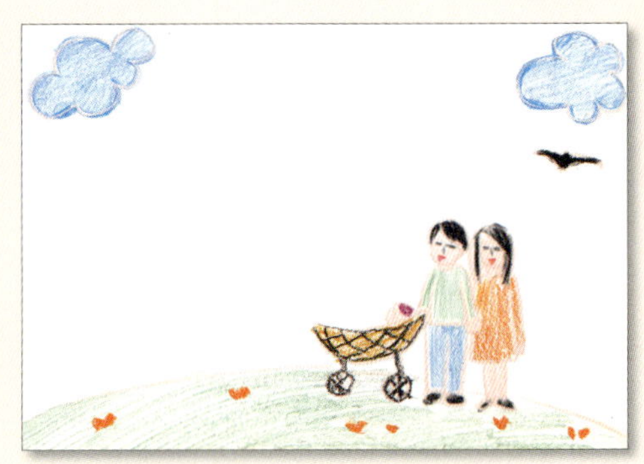

这是一个结婚已经4年，却依然没有孩子的女士的画作。她说，她的公公婆婆每次见到她的时候总会说“趁现在还来得及应该尽快生孩子呀”，这让她更加伤心。为找出原因，他们夫妻还一起去做了检查，但医生说没有任何异常。所以他们也考虑过做试管婴儿手术。

她在画中画的是自己和丈夫带着孩子一起散步的样子。虽然人的表情看起来很快乐，但天却是空空的，整体给人一种孤独的感觉。这幅画体现了她想要孩子却不得的空虚感和无力感。其实，治疗不孕最重要的就是克服不安感和压力。通过美术治疗活动，可以让患者尽情发泄自己的不安，让自己充满正能量，积极地面对妊娠的过程。

女性不孕症的防治

现在没有孩子的夫妻越来越多。虽然出生率一直刷新最低纪录，但因为无法生育而苦恼的夫妻也不在少数。不孕的原因有很多种，同样，有关不孕的检查和治疗方法也多种多样。

导致不孕的因素中，男性方面的因素占40%，女性方面的因素占60%，这是因为女性需要经历妊娠和分娩的所有过程。导致不孕的原因既多样又复杂，有时一个极小的异常情况都可能导致不孕。在备孕过程中，导致不孕的原因有排卵障碍、宫颈疾病、输卵管功能障碍、受精卵着床障碍，以及由其他慢性疾病或免疫学上的基因异常而引起的障碍等。

女性不孕症可能是由间质性（体内器官和组织）病变、功能性障碍或心理方面的问题引起的。许多不孕症患者只重视间质性病变这一种原因，对功能性障碍略有感觉，而心理方面的问题则几乎完全忽略。在女性不孕症中，心理方面的问题也是非常重要的原因，因此在早期治疗时，女性更需要得到家人的关心与爱护。

对不孕的女性来说，最重要的是克服不孕产生的压力。对妊娠过度担忧，反而会给自己带来压力，患上忧郁症，最终可能妨碍妊娠。“本想放弃怀孕，干脆不去考虑它，谁知竟然怀孕了。”类似的经验之谈说明了保持平常心的重要性。

7. 产后肥胖

美术治疗之产后肥胖实例（29岁）

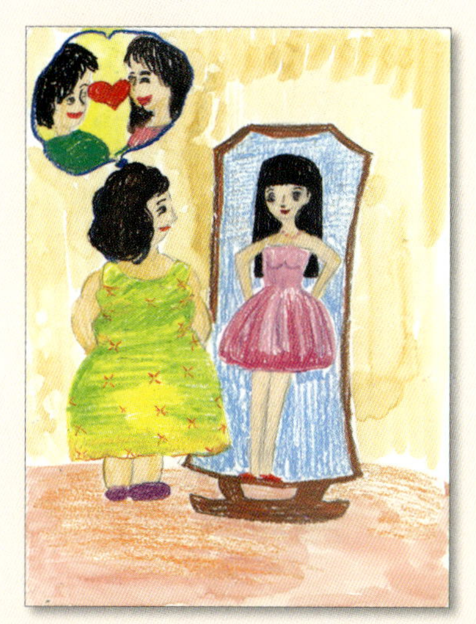

不久前生了第二个孩子的这位女士因妊娠和生产过程中增长的体重而感到压力极大。与生第一个孩子时不同，第二次怀孕的初期，她的孕吐现象比较严重，然而到怀孕中期孕吐症状消失后，她便开始暴食。她现在也在努力地调节体重，但因为要照顾两个孩子，减肥计划总是被不断地推后，现在她甚至在想是不是放弃比较好。

"我做了用美术治疗来表现我期望中自己的样子的活动。通过将抽象的目标以图画的形式表现出来的过程，我能够更具体地确定自己的目标，并系统地制订可行的减肥计划。我在画中画出了现在自己圆圆的样子和将来苗条的样子。通过绘画，我一方面可以不断地安慰为了生孩子、养孩子而受苦的自己，另一方面也可以期待调节体重后重回苗条身材的那天的到来。"

产后肥胖的防治

一般女性在怀孕的最后一个月，如果体重上升15千克以上，那么出现产后肥胖的可能性极高。怀孕时，即使去除胎儿的体重，由于子宫内的羊水和身体内水分的增加，女性体重自然也会有所增加。在怀孕期间，由于心脏的负担加重，导致血液循环不流畅，女性的身体会出现浮肿现象。在生完孩子后，剧烈的疼痛和过大的体力消耗会让女性筋疲力尽，这时如果不能妥善地调养身体的话，女性在怀孕期间的浮肿便不能完全消除，最终变成堆积在体内的肥肉。像这样增加的体重在生产后持续6个月以上，便称为"产后肥胖"。

产后肥胖的原因有怀孕期间的营养过剩、放弃母乳喂养、产后活动减少，以及急切地再怀孕等。预防产后肥胖，最重要的是排除导致产后肥胖的因素，尽快恢复健康的身体。首先要补充因生产而消耗的气血，排除体内瘀血，帮助子宫、阴道、泌尿系统快速恢复正常，同时还要强化肌肉和关节系统，预防产后风湿的发生。另外，还应预防产生黑痣等皮肤问题，消除身体浮肿，促进新陈代谢，消除赘肉，防止产后忧郁症的发生。对于准备母乳喂养的女性，需要让乳汁顺利地流出来。预防产后肥胖，最重要的就是避免养成怀孕前的过度调理、妊娠中的过度饮食、产后运动不足等错误的生活习惯。

8. 产后风湿

美术治疗之产后风湿实例（45岁）

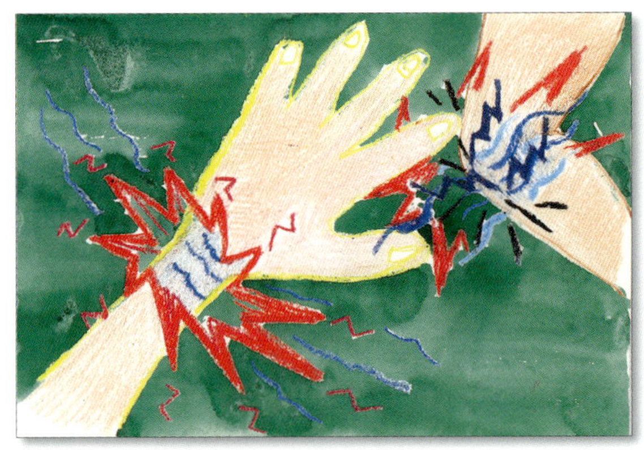

这是一个患有产后风湿的女性所画的画。她的关节无时无刻不在疼痛，虽然痛症很严重，但是因为没有任何外伤，便没有进行及时的治疗。关键的问题是，关节疼痛是进入绝经期后才开始出现的，并不知道是由于产后风湿引起的，因此她便以为“可能是年龄大了的缘故”而一直忍耐着。

每当做家务的时候，她都发现手腕处特别疼，于是通过视觉的方式将痛苦表现了出来。这位女士在完成作品之后说，这是她第一次将自己身体上存在的问题表现出来。将总是理所当然地忍受着的痛苦具体地说出来，才能寻找到适当的治疗方法。通过这种美术治疗活动，女性能够获得积极的处理事情的态度。

产后风湿的防治

产后风湿是只有女性才会患有的顽疾之一。在生完孩子之后，女性可能会出现腰和骨盆钻心刺痛、四肢酸麻冰冷，以及贫血和身体浮肿等现象，中医学称为“产后风湿”。从广义的角度来说，流产后出现的各种类似症状也被称为“产后风湿”。

虽然生产是自然发生的生理现象，但由于妊娠、分娩、胎盘早剥等原因导致子宫出血，或是在妊娠中和生产过程中用力过度，都会导致女性气血损伤。将一切美好的事物都留给孩子后，女性只剩下虚弱的身体。这时，吸进外部的冷空气，或使用冷水，或过度疲劳等，都可能会引起产后风湿。

产后风湿主要发生在40岁以上、临近绝经期的女性身上。与那些强烈的症状相比，自觉症状所体现出的器质性病变并不是那么严重。产后风湿的症状并不是固定的，而是多种多样的，有的表现为对环境和情感的变化非常敏感，有的表现为持久而严重的全身关节和肌肉疼痛，还有的表现为带下量增多、有异味。产后风湿严重时，即使是夏季，关节部位也会感到寒意。产后风湿越早进行治疗，就能越早痊愈，并减少后遗症的出现。产后风湿如果没有得到及时治疗，错过了治疗时机，很可能会引发风湿性关节炎。因此女性对此要非常注意。

预防产后风湿的关键在于产后要好好调理，远离冷风和冷水，在温暖的地方吃温热的食物，以维持适当的体温。产妇可以进行适当的拉伸运动，以矫正骨盆。另外，不要因家务和育儿给身体造成过重的负担，最好能接受家人的帮助，保持身心的安定。

9. 更年期综合征

美术治疗之更年期综合征实例（55岁）

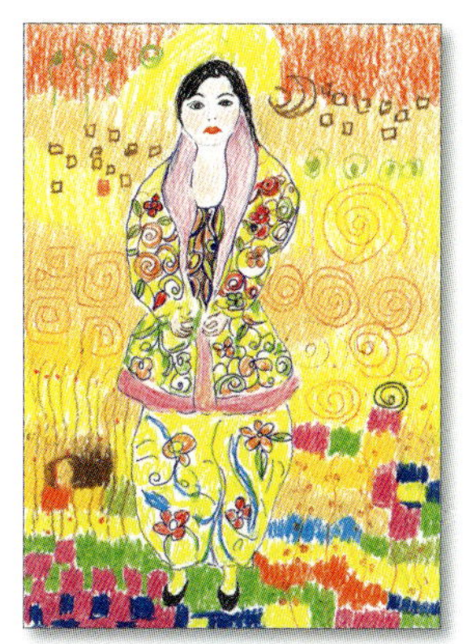

只要是女人，都会害怕更年期。很多女人从很早便开始担心、忧虑更年期的到来，甚至会因此产生严重的失落感。这位女士虽然也因为更年期的到来而感到不安，但她却没有像其他人那样，陷于忧郁或害怕之中，而是想去爱护进入更年期的自己。换句话说，她想以完整的自己来享受更年期的美丽。

在古斯塔夫·克里姆特的画中，金黄色的水波犹如散发着能量一般，充满了希望，给人一种积极向上的感觉。作者从这幅画中获得了能量，并把自己的样子反映在图中的人物上，还用华丽的打扮将自己想要享受中年后半段和老年生活的愿望表达了出来。通过美术治疗活动，这位女士学到了保持内心优雅和高尚的方法。同时，一边适应着新的变化，一边热爱着美丽的事物，她获得了作为渴望幸福的美丽女人生活下去的力量。

更年期综合征的防治

女性随着年龄的增长，卵巢将会逐渐老化，并最终丧失功能。丧失功能的卵巢将不再排卵，也不再分泌女性激素，从此女性迎来了绝经期。一般来说，一年没有月经的情况即被判为绝经。绝经一般开始于45岁前后，从这时开始到绝经后的一年内，被称为绝经过渡期，或者叫“更年期”。更年期的时间一般为4~7年左右，随之产生的女性激素减少等各种症状被称为“更年期综合征”。

更年期时，女性的月经变得不规律，女性同时会产生各种心理问题，出现疲劳、神经过敏、头痛、忧郁、不安、情绪起伏严重、关节痛，以及肌肉痛、眩晕症、记忆力下降、注意力出现障碍等症状。女性激素的减少还有可能成为骨质疏松症的病因，从而使女性易出现腰痛或其他骨关节疼痛的症状，且很容易发生骨折。

韩国女性中，50%左右在更年期会出现急性女性激素缺乏症，脸以及上身变得火热，流汗增多，心跳加快。这种症状一般会持续几秒乃至几分钟，1~2年后才逐渐消失。其中20%左右的女性更年期的症状会更为严重，伴随面部潮红，疲劳、不安、忧郁、记忆力减退等症状同时出现。晚上出现这些症状时，还会影响睡眠。

但是，面部潮红现象一定程度上可以通过有规律的运动来消减。运动可以强化肌肉力量，预防因骨密度减小而导致的骨折。更年期症状是女性身体上的自然变化，不需要过多担忧和害怕，应该以坦然的态度予以接受。

10. 子宫肌瘤

美术治疗之子宫肌瘤实例（51岁）

这是一个做过子宫肌瘤手术的女士的作品。原以为是一个肿瘤，结果却变成了三个。肿瘤数量增多，不知道以后还会不会再发，带着这样的不安，她画了这幅画。在她用图画和叙述的方式将这种不安表达出来后，手术后的不安渐渐消失了。

比起将自己的恐惧、不安、担忧等情绪放在心底，将它们表达出来会更好，虽然不能马上解决问题，但至少可以减轻心理压力。像这位画者一样，将自己无法消除的情绪，通过美术治疗活动表达出来，便能逐渐淡化它，最终获得心灵上的安慰。

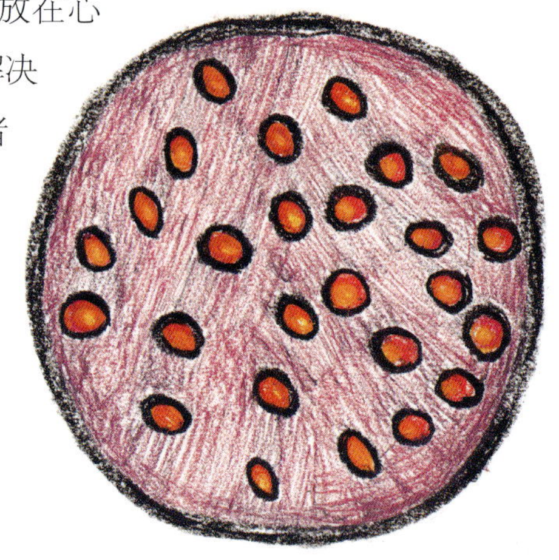

子宫肌瘤的防治

所谓子宫肌瘤，是在组成子宫肌肉层的平滑肌上产生的与癌症无关的良性肿瘤。35岁以上的女性中，20%都患有子宫肌瘤。子宫肌瘤的发病率相当高，据说完全没有子宫肌瘤的女性十分罕见。

子宫肌瘤是由于卵巢功能失调，雌性激素分泌过量而产生的。初期会出现性欲亢进、乳房疼痛、乳房肿胀、月经增多等症状。由于染色体异常、家族病史等原因，子宫肌瘤可能出现一个或多个。子宫肌瘤最常见的症状表现为月经不调，经期出血量过多，非经期出现不规则出血现象。之后随着子宫变大，从小腹处能摸到肿块，或感受到腰部变重、小腹疼痛等症状。另外，变大的子宫还会压迫周围的器官，如膀胱，引起尿频，或小便时感到疼痛，出现虚弱感、无力感、腹痛、贫血等症状。

大多数情况下，子宫肌瘤不会出现特别的症状，因此在肿块不是特别大、症状不明显时，也有可能不会成为治疗对象。但是对于未婚女性或想要孩子的女性来说，子宫肌瘤还是很危险的，不可以对症状随意进行判断。患有子宫肌瘤的女性，经过妇产科专家的诊断，并确定不是恶性肿瘤后，如果再出现尿频、有残尿感、尿痛、月经过多、贫血、功能性子宫出血、反复流产、不孕等症状，就需要接受治疗。子宫肌瘤虽然可以通过药物来治疗，但一般多采用手术方式进行一次性治愈。

11. 乳腺癌

美术治疗之乳腺癌实例（34岁）

这个作品的作者是一个确诊患有乳腺癌并做了乳房切除手术的女士，现在的她还要经常到医院去接受治疗。在黏土上制作图形时，她在象征胸部的地方倾注了很多精力。选择红色也是想要这部分比其他部分看起来更美丽的缘故。一颗心包裹着象征胸部的红色部分，表现了她的意志和对未来的期望。

在接受美术治疗期间，这位女士想到了自己的意志和对未来的期望，并用具体的作品将它们表达了出来，从而坚定了自己的信念。经过这一过程，她的身体、心理状态都得到了一定程度的恢复，从而能以一种积极的态度生活。

乳腺癌的防治

乳腺癌是女性癌症发病率中排名第一的癌症。随着生活方式的逐渐西化，生产以及母乳喂养的减少更增加了乳腺癌的发病率。乳腺癌的发病率从40岁以后开始急剧增加，50~59岁之间的发病率达到最高峰，之后逐渐降低。有乳腺癌家族病史的人，经常食用高热量食物和多脂肪食物的人，子女稀少或没有子女的女性，第一胎生育较晚的高龄女性，绝经年龄推后的女性等，患乳腺癌的概率很高。

乳腺癌最常见的症状是乳房硬块。当你抚摸乳房时，你可以感受到其中有硬块，但并无痛感。这种可能是良性的，恶性的与此不同，其硬块表面凹凸不平，边界不清晰，感觉很硬，而且像扎了根一样一动不动。外部还会出现乳头溢液 、乳头凹陷、腋下淋巴结肿大、皮肤浮肿、皮肤溃疡等症状。也有在乳房中能感受到硬块之前，癌细胞向骨、肝、肺等转移的情况出现，不过这种情况很罕见。

在治疗上，乳腺癌除了主要的手术治疗外，还有化疗抗癌法、激素治疗法、放射性治疗法等。根据患者的身体状况，可以采取多种治疗方法并行的治疗措施，多角度击溃癌症，获得更好的治疗效果，同时也要尽可能地保护乳房，减少手术后遗症等，让乳腺癌的治疗手段不断朝着提高术后生活质量的方向努力。目前，为了降低乳腺癌的发病率，积极劝导女性生产、母乳授乳，为女性提供母乳授乳时间的措施也要持续下去。

虽然出现许多研究结果，但到目前为止尚没有明确的预防乳腺癌的方法，因此现在最好的方法是早发现，早治疗，从而得到更好的治愈效果。一月一次自我诊断，一年一次定期诊察，对女性而言非常必要。尤其是有乳腺癌家族病史的女性和50岁以上的女性，更需要每年进行一次检查。

12. 甲状腺癌

美术治疗之甲状腺癌实例（43岁）

这是一个与丈夫一起工作、每天忙碌的女士的画作。她已经被确诊患有甲状腺癌，目前正在接受治疗。在她的画作中，画中的女人坐在舒适的沙发上安静地休息，她周围环绕的蝴蝶使整幅画的氛围更显悠闲。正如画中所表现的一样，这位女士现在与以往不同，她想要给自己一段悠闲的时间作为礼物，而不是像以前那样，很容易烦躁，总感到疲惫。

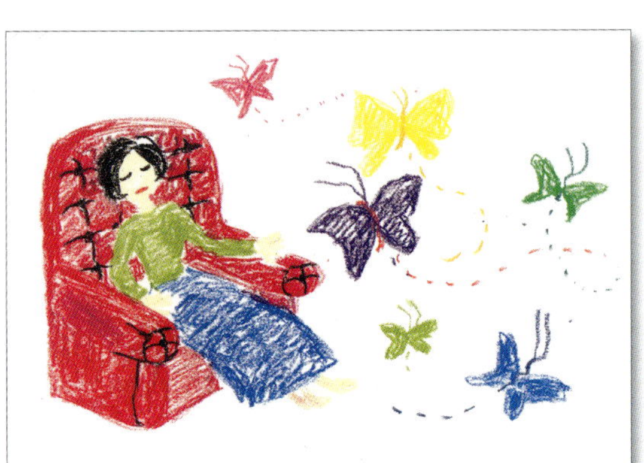

随着美术治疗的进行，这位女士逐渐找回了心理上的安宁感，与之前经常焦躁不安的状态不同，她正在努力给自己营造一段悠闲的时光，让生活变得轻松快乐。

甲状腺癌的防治

甲状腺是位于喉咙中间位置的器官。甲状腺癌一般分为分化型甲状腺癌、甲状腺髓样癌、甲状腺未分化癌三种。分化型甲状腺癌又分为甲状腺乳头状癌和甲状腺滤泡癌。在韩国甲状腺癌的发病病例中，90%以上属于甲状腺乳头状癌。与其他癌症不同，甲状腺癌的治愈率很高，只要做手术就会取得良好的效果，且术后恢复情况良好。

甲状腺癌初期没有特别症状，一般只有在喉咙中间位置摸到类似于肿块状的东西时，才得以发现。随着时间的推移，患者会感觉到喉咙干哑，吞咽食物时会有不适感。如果癌细胞侵蚀周围的淋巴腺的话，也可以触摸到肿起来的淋巴腺。一般甲状腺癌本身不会给患者带来任何痛症，但如果癌细胞扩散到脖子或脸部等地方时，患者便会感到疼痛。

甲状腺癌的发病率，女性要比男性高出两倍左右。甲状腺癌的病因被推断为放射线照射，目前在广岛和切尔诺贝利等地区发现了许多甲状腺癌患者，证明了上述推断。儿时头部曾患过皮肤病或甲状腺方面疾病的女性，以及因扁桃体肥大等疾病在颈部或头部接受过放射线治疗的女性，需要特别注意甲状腺方面的问题。

甲状腺癌的治疗方法有手术治疗法和放射线治疗法两种。虽然外科手术是首选的治疗方法，但对于生育过孩子的女性来说，两种方法并用会达到更好的治疗效果。如果甲状腺癌向其他部位转移，患者的生存概率就会降低，因此还是需要早发现、早治疗。

13. 家庭暴力

美术治疗之家庭暴力实例（41岁）

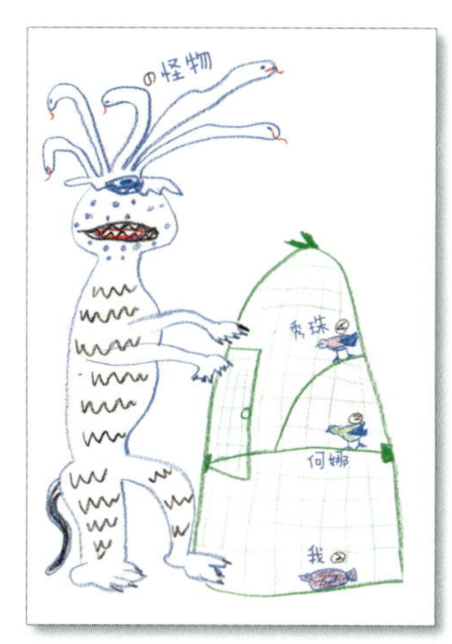

这是一幅受过家庭暴力的女士画的画。她将家人比喻成动物。丈夫是动作快而可怕的怪物，自己和两个女儿是被关在笼子里无力挣扎的小鸟。一只小鸟（这位女士）全身无力，害怕地躺在地上。怪物丈夫正面无表情地监视着小鸟们，以防它们逃出笼子。

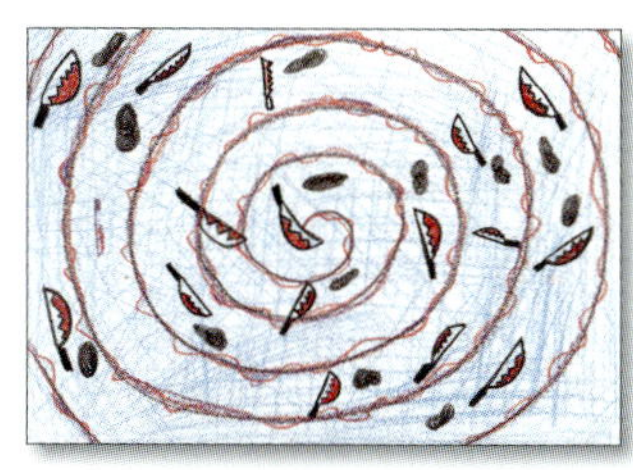

家庭暴力实例（47岁）

这幅画的主题是"想要忘记的事物"。据这位画者说，每当和丈夫吵架时，丈夫就会拿着作为爱好而收藏的刀子，嘴里说着非常难听的话来胁迫她。她很想将那时的所有记忆全部剔除。说着这些，她流下了眼泪。

家庭暴力如何应对

家庭暴力是指配偶或有实际婚姻关系的人、父母、祖父母、子女、孙子、曾孙、继父、继母、庶子、亲戚之间造成身体上、精神上、财产上的损失的所有行为。家庭暴力从大的方面看可分为四类。1. 身体虐待，指用拳打、用脚踢、用力推、扯头发、掐脖子、摔东西、泼热水或冷水、吐口水、受伤后也不送去医院治疗等的单方面的暴力。2. 精神虐待，指用反复恐吓、日常性的辱骂、用具有攻击性的话语威胁、胁迫等给对方造成压力的行为。3. 性虐待，指强行性交、不采取任何避孕措施、强迫做特别的动作、乱伦、逼迫对方堕胎等行为。4. 社会隔离，指将亲近的人与亲戚、朋友隔离起来或防止其外出的行为。

所有人都应该意识到虐待妻子、儿童属于严重犯罪行为。长时间的暴力折磨会给受害者的身体、精神造成极大的伤害。这种伤害不仅是身体的伤害，还可能是因暴力而产生的恐惧、不安、焦躁、心跳加快、眩晕等心理伤害。受害者还可能会产生愧疚感、无力感，严重时甚至还可能引发精神疾病。

遭受家庭暴力时，首先要到警察局报案，请求法律保护。根据有关家庭暴力防治法方面的规定，一旦接到报案，警察需立刻出动制止暴力行为。不要将家暴的原因归咎到自己身上或是因为觉得丢人而隐瞒，要接受咨询机构或女性团体的咨询。在暴力结束之前离开受害场所，逃到安全的地方。受伤严重时要去医院诊治，或将自己受害的情况告诉家人或邻居，将自己的受伤部位或伤口暴露出来，以求得他们的帮助。

美术治疗帮助女性驱散心理阴霾

女人的一生似乎都在与心理问题做抗争

一些女性一生都会经受月经带来的身体上、精神上的不适和痛苦，这既会给周围环境带来很大影响，也会给周围的人造成许多间接的伤害。另外，某些女性因孩子出生而产生的产后忧郁症，对家人和孩子也会产生巨大的影响，需要尽快治疗，并得到家人的支持。

更年期是自然的老化现象，也是女性一个非常重要的时期，被称为女性的“二次转型期”。随着女性激素分泌量的急剧减少，这时期的女性会对生活失去兴趣，很容易感到烦躁，还会产生一种不幸感，并经常与周围的人发生冲突。

女性的身体就是这样一生都在不断地变化着，在心理上她们也会产生许多变化。由于妊娠和生产、更年期和女性疾病等带来的压力，女性常常会出现失眠、心绪不宁、抑郁等心理问题，然而这些问题往往会被女性忽视。事实上，这类心理问题往往会对女性的身体造成直接影响，因此更需要引起大家的注意。

美术治疗帮助女性对抗心理问题

拥有心理疾病的女性，多数都会因为抑郁症、郁火病、压力过大而感到疲惫不堪。尤其是患有严重抑郁症的女性，由于感觉十分对不起家人，心理上会感觉更加痛苦。即使有心理疾病，女性如果能正常地看待自己的情感，培养自尊，就能够恢复心理的安定感，继续过健康的生活。

美术治疗是有目的地帮助那些患有心理疾病的女性的。通过各种美术治疗活动，让她们将无意识隐藏起来的情感表达出来，净化消极的情感，减轻心理负担。通过表达自己的情感，女性既可以获得心理上的安定感，也可以端正自己扭曲的认知，从而客观地认识自己的情感与想法。美术治疗不仅能帮助因心理疾病而感到痛苦的女性，也会给患者家人带来信心与力量。

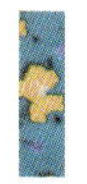

1. 女性抑郁症

美术治疗之女性抑郁症实例（51岁）

这是一幅因抑郁症而痛苦的女士的画作。她两年前绝经，体内的激素突然发生变化，而几个月前，大女儿也结婚了。生活中的这两点变化让她产生了严重的心理不安与孤独感。

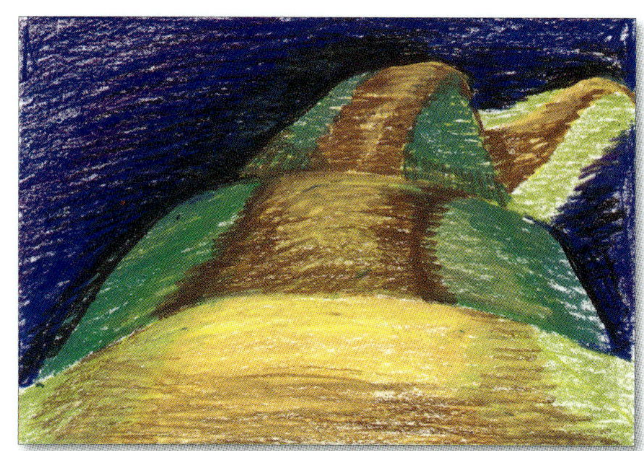

从这幅画中，我们能感受到这位女士的孤独。与朝前方延伸的没有尽头的路所展现的期待相比，整个画面中的昏暗色调则更让人印象深刻。作画者要表达的似乎是，前方没有尽头的路不知什么时候才能结束，并由此产生的恐惧感与茫然感。

女性抑郁症的防治

从生理学上来说，女性会因月经、妊娠、生产、绝经等引起的身心变化而易患上抑郁症。韩国女性，尤其是已婚女性，经常生活在可能引起抑郁症的社会文化氛围中：结婚以后，女性要负责家务和育儿，即使是双职工夫妇，大部分也是由女性来负责做家务。这时如果再加上婆家人施加的压力，她们会更加辛苦。女性作为儿媳妇而处于弱势位置，同时心理上又受到伤害的话，则会加剧夫妻间的矛盾，如此会形成恶性循环。由于身体的变化，女性在心理上很容易失去平衡，再加上来自家庭与社会的压力无处释放，因此便很容易患上抑郁症。

女性抑郁症可以分为与妊娠和生产相关的抑郁症（参考108页）、与月经（参考97页）以及绝经（参考101页）相关的抑郁症。抑郁的心情持续两周以上，且无法调节消除，女性就需要考虑自己是否患上抑郁症了。抑郁症既有食欲减退、头痛、消化不良、失眠、呼吸紊乱、性欲下降等身体上的症状，也有心情忧郁、自卑、注意力下降、优柔寡断、焦躁不安、自杀倾向等心理上的症状。

抑郁症并不是因为意志薄弱而产生的疾病，并不是说，只要下定决心进行调节，情况就能变好。当抑郁症严重时，最需要做的是尽早接受专家的帮助，从而恢复健康的生活。只要保持基本的生活节奏，过规律的生活，就能够预防抑郁症的发生。不要故意刁难自己，或对自己有过高的期待，要积极地思考，为自己工作，努力转换自己的心情。

如果平时压力较大，就请客观地记录自己在什么情况下会感到有压力，心情如何。在寻找到释放压力的方法后，将实践的过程记录下来，从而了解自己的压力模式与调节方法，轻松地对待抑郁症。

2. 产后抑郁症

美术治疗之产后抑郁症实例（33岁）

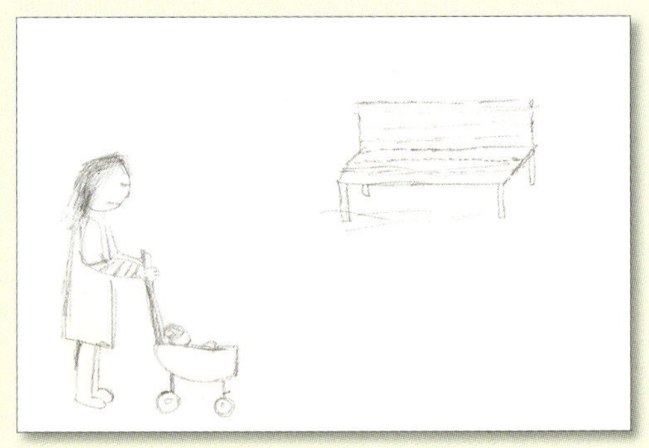

这幅画的作者是一个心理负担很大的女士，她希望能把工作和家庭分清楚。孩子出生后，比起开心，她感受更多的是对以后可能会更忙的恐惧，抑郁症随之而来。她现在什么都不想做，即使在公开场合，她有时也会忍不住悲伤流泪。图画中，没有上色、落笔很轻的简笔画和大量的留白，让整幅画的氛围看起来很凄凉。画中的产妇脸上毫无表情，而婴儿车内的孩子也看不清晰，从中可以看出这位女士并没有感到生产后的快乐。空空的长椅孤零零地放在画纸一角，更突显了她忧郁的情绪。

产后抑郁症的防治

对女性来说，生产不仅是身体上和精神上的变化，也带来了作为母亲的更重的社会责任，由此女性也进入了自己生命的转换期。虽然很多产妇会感到成为母亲后的喜悦和对孩子的爱，但同时也会感受到抚养孩子的艰辛，形成心理负担，从而产生抑郁的情绪。

85%的产妇在分娩一周内都会经历症状轻微的“产后抑郁现象”，在3周内恢复正常。这时的表现是动辄哭泣、心绪不宁、焦躁、失眠、情绪变化快等，需要家人情绪上的帮助和留心观察。“产后抑郁症”通常在产后4周出现，也有产妇在孩子出生数月后才出现。患者的表现是，经常抑郁、过度敏感、食欲不振、情绪萎靡、感觉空虚、感觉自己或孩子即将死去，有时还会产生伤害孩子或自杀的冲动。“产后精神病”虽然比较罕见，但如果非常严重的话，产妇就需要入院接受药物治疗。有些产妇会在产后3~14天突然发病，感到疲劳、失眠、严重抑郁、疑神疑鬼、强迫性地担心孩子的安危，也会产生妄想症或幻觉，日常生活能力下降。

如果产后抑郁症的情况比较严重或一直持续，会妨碍产妇与子女的感情，对子女的发育产生消极的影响。同时，夫妻间也会产生矛盾，给产妇的丈夫带来抑郁的情绪。但是，韩国几乎没有关于产后抑郁症方面的教育，只是从文化习俗的角度建议产妇不要外出，应避免对生产持否定情绪。

产后抑郁症最好的处理方法是不要执着于育儿和家务。越是完美主义的女性，越容易患产后忧郁症。育儿问题可以慢慢地解决，最重要的是给自己的心一个放松的空间。另外，不要将生产带来的压力放在心底，要用心情转换的方式释放出来。不管怎样，如果症状变得严重，不能依靠自己的努力解决，产妇就要请求家人的帮助或咨询专家。

3. 火病

美术治疗之火病实例（34岁）

这是一个赡养着婆婆的女士的画作，作品中表达了画者的内心世界。结婚以后，画者便远离了原来居住的地方，环境的突然改变、自己的心事无法与亲生母亲或朋友诉说，使得她的压力越积越大。现在，她对任何事情的反应都非常敏感，即使是非常细小的事情，也会让她很紧张。

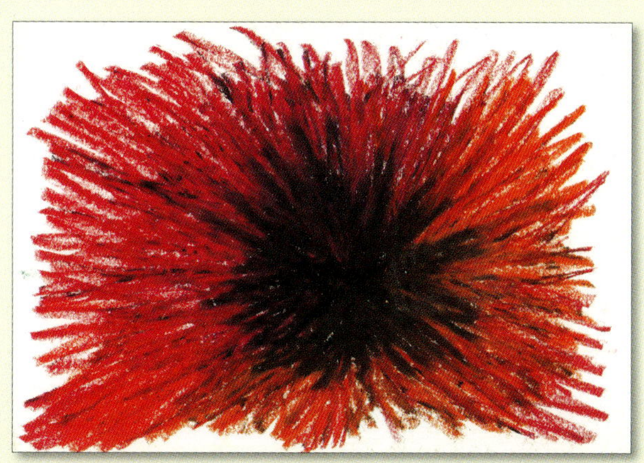

她用油画棒将自己的怒火充分地释放在画纸上。作品完成后，她的心情变好了，心态也变得平和了。

火病的防治

火病是指压力使人脾气火暴，或长时间压制火气而引起的疾病。很多人也称之为“郁火病”。在遇到令人生气的事情而又不能发泄时，人们心中往往会留下症结，进而引起身体上的、精神上的各种症状。

通过观察火病的发病过程，火病有如下表现。在经历了极度愤怒或背叛、厌恶等强烈的感情状态后，随着情绪的稳定，人们会逐渐恢复理性，压抑着愤怒，一直忍耐着；不过这种忍耐并不会从根本上解决问题，人们带着这种郁结情绪生活着，压力渐生，最终这种慢性压力又会反映到身体上，从而产生疼痛等身体不适症状。

火病的发病期一般可持续几年，属于慢性疾病。火病患者会持续感到心理上的痛苦，虽然外表并没有任何征兆，但如果置之不理，病情便会加剧，因此患者需要积极地进行治疗。如果患者自己的治疗意志坚强，又有周围人的关心与帮助，火病就能够治愈。

治疗火病首先要找到引发原因，然后找出适当的解决方案，另外还要排除、净化自己不知不觉间压制的消极情感。通过美术治疗、心理治疗、认知治疗、冥想等治疗方法，患者给自己植入积极的想法，并发泄无意识间积压的消极情绪，化解愤怒，净化心灵。同时，患者还要努力保持稳定的心态，最好做一些能够释放压力的运动，或培养自己的兴趣爱好。

4. 压力

美术治疗之压力实例（32岁）

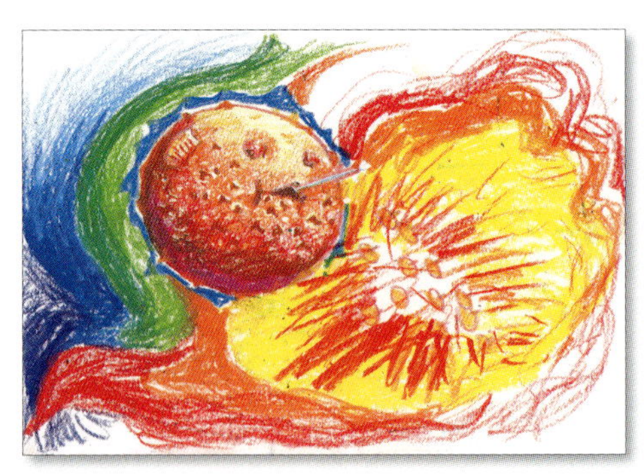

这幅作品的作者是一位去年结婚的30岁出头的女士，因与丈夫间的矛盾而备感压力。在画中，她就将自己目前的状况表现了出来。结婚前与结婚后，丈夫的态度截然不同。最近两人的争吵越来越严重。虽然曾期待结婚后能和丈夫幸福地度过每一天，但现实却给了她很大的打击。这位女士说，画中的河豚象征着自己，只要情况再恶化一些或有谁轻微地招惹她的话，她马上就会歇斯底里。而现在，她起码能通过画画将自己的情绪发泄出来，这让她感觉舒服了一些。

压力的调适

压力是指将日常生活中遇到的紧张、忧虑、辛苦的事情反映在身体上的一种状态。压力会使人体的自律神经活跃，肾上腺激素分泌增多，促使心脏产生的糖原转换成葡萄糖。随着血液流动的增加，血压上升，为了补充不足的氧气，人体就得加快呼吸，而这也会对人体的消化功能产生影响。这些表现都是人体想要摆脱危险或打算准备好足以抵抗的力量的正常表现。但是如果这种化学作用持续下去，身体处于虚弱状态，即使受到很小的刺激，也会出现很大的反应，甚至会出现慢性疾病，引起某些功能性障碍或疾病。

受到压力的话，人们会出现疲劳、头痛、失眠、肌肉疼痛等身体上的反应，以及注意力不集中、记忆力减退、神经过敏、忧郁、愤怒、不安等精神上的症状。有些人也会有咬指甲、抖腿、吸烟、暴饮暴食、憋气、爆粗口等行为表现。由于每个人的特征及生活环境不同，压力引起的疾病也会多种多样，不仅会引发心脏病、高血压、糖尿病等疾病，还可能引起神经官能症。

压力是“人生的调味料”。正如此言，生活中需要一定程度的压力。能够调节的轻微的“好压力”会让人产生动力，成为人们生活的活力素。但是，如果不断受到压力，或压力过大而无法调节，演变成“坏压力”，人们的身体、精神就会受到影响，这时就需要对压力进行适当的管理。

消除压力可以预防许多疾病。平时保持规律的生活习惯，培养适合自己的兴趣爱好或做适当运动，以此来消除压力。虽然上乐器课、登山等体验活动能够产生压力，但这种压力其实是会令人愉快的“好压力”。此外，女性应该意识到自己才是生活的主角，要努力让自己过得幸福快乐，并可以通过积极的人际关系来分享自己的心情。虽然拥有适当的压力很重要，但如果独自承担不了的话，最好能在向专家咨询后接受治疗。

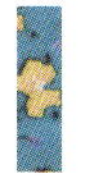

5. 饮食失调

美术治疗之饮食失调实例（23岁）

这幅画的作者是一位患有饮食失调的职场女士。虽然她想吃的东西很多，却吃不下去。这位女士通过画作将这种痛苦和折磨表达了出来。这样的自己，以及周围人不关心和不理解的态度，让她更加痛苦。因为那些想要勉强她吃下食物的人和放任她不管却唠唠叨叨的人的存在，导致饮食失调给她带来的不仅仅是身体上的痛苦，还有心理上的苦恼。

随便随便随便随便随便
吃吃看
很好吃
不会变胖的
吃吧!!
你这个程度
没关系的

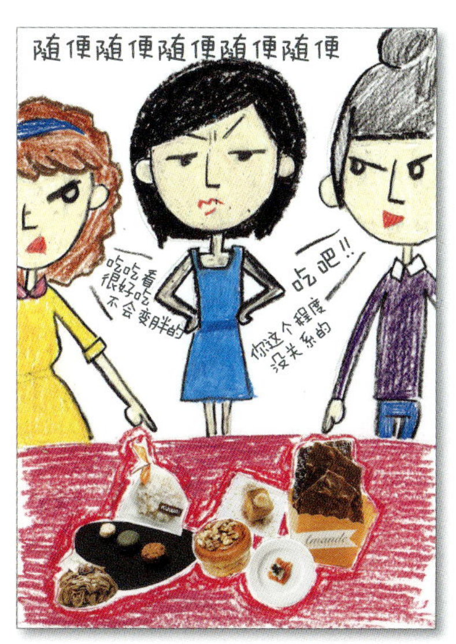

虽然时间越久，越容易陷入饮食失调的旋涡而无法自拔，但她却不知道应该怎么做，真的非常辛苦。

饮食失调

饮食失调又称摄食失调或饮食障碍，是一种因过度恐惧体重增加，或过度要求身材纤细，而过度执着于用持续饥饿或吃药等极端的减肥方法，进而出现饮食行为失调的疾病。饮食失调从大的方面可分为神经性食欲不振（厌食症）、暴食症、习惯性贪食症。

饮食失调通常有如下成因：患者总是感觉自己很胖，极度恐惧体重的增加；患者将体重视为个人自尊的重要条件，吃完食物之后感到后悔、羞愧或自责，甚至会呕吐；多次减肥失败后，仍采取绝食、服用药物或过度运动等极端方法继续减肥。饮食失调的并发症有消化器官失调、血清电解质紊乱、牙齿损伤、严重便秘、闭经、骨质疏松等，还会诱发情绪不稳定、丧失自信、有自杀冲动、抑郁、不安、回避与人交流等精神疾病。

一般情况下，饮食失调需要3~6个月的治疗时间，只用一种方法治疗很难取得效果，因此需要根据每个人的不同状态，采取多种治疗方法并用的治疗措施。饮食失调的治疗方法有：与精神科专家或心理医生进行商谈的“心理治疗法”；终止极度贪食或绝食、呕吐等异常行为，养成有规则的饮食习惯的“行为治疗法”；矫正对体重或营养摄取持有的错误认识的“认知治疗法”；另外，对于抑郁或不安比较严重的情况，一般采用“药物治疗法”，或对患者家人讲述饮食失调的知识和治疗方法，从而减少来自家人的压力的“家庭治疗法”。最后，制定适当的食谱，将进行营养咨询的人以及患有类似饮食失调的人组织起来，举行能一起解决问题的“自助聚会”，也是很好的方法。

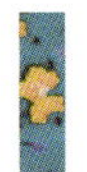

6. 失眠

美术治疗之失眠实例（25岁）

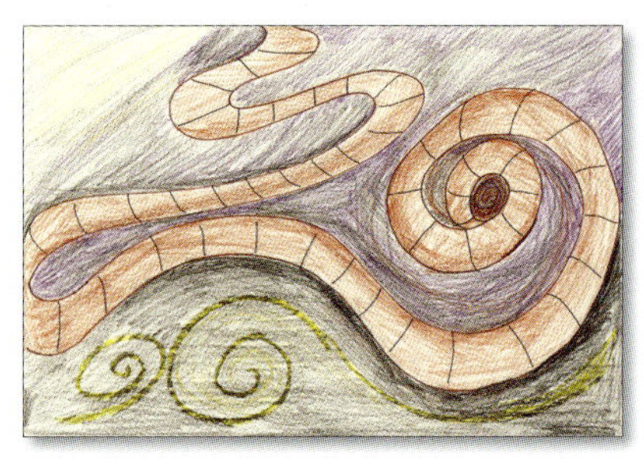

这是一位失眠的女士所画的画。她说，晚上躺在床上，每天必做的事情便会在脑中反复出现，尤其是那些让人心烦的事情，不断地重复着，以至于无法入睡。犹如莫比乌斯带一样，没有尽头地延伸着，又像没有解答的作业一样，一环扣着一环。虽然很想入睡，但大脑却高度活跃着。

我总是不断地问自己：“如果有人帮我剪断这没有尽头的思考的带子，是不是就能入睡了？”然后我又明白了，能够剪断这条带子的人就是自己。完成绘画后，我放下了对过去事情的眷恋，希望自己敏感而躁动的夜晚能够像湖水一样平静。

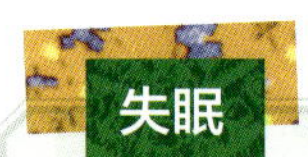

失眠

失眠是指无法入睡的睡眠障碍。失眠患者会出现至少一个月以上难以入睡，一周3次以上出现即使入睡也会经常醒来，白天十分疲惫等睡眠不足的现象。一般人中，1/3都有反复的失眠症状，其中有9%的人会因为慢性失眠而影响正常的生活。持续不到一个月的失眠大部分是由于压力引起的，如果能解决产生压力的问题，症状自然会转好。

失眠的症状有：习惯性地无法入睡、断断续续地睡睡醒醒的睡眠、浅睡眠、梦多等，睡眠的质和量都出现问题。如果是慢性失眠，会出现头痛和消化不良的问题，也会出现经常烦躁等一般的神经衰弱的症状。

轻微的失眠可能是由于过度摄取咖啡、红茶等，服用兴奋剂或维生素等，环境变化，压力等引起的。脑血液循环障碍、自主神经系统失调或内分泌失调、哮喘、心脏病、肺病、头痛、精神病等，经常会引起慢性失眠。

根据失眠的原因不同，治疗失眠的方法也多种多样。因压力而失眠或没有特别的原因而失眠的情况，首先应采用非药物性的治疗，服用安眠药作为辅助治疗。尤其需要注意的是，要想在晚上有良好的睡眠，要尽量避免午睡；同时上床睡觉的时间要固定，做有规律的运动，并避免吸烟、喝咖啡、酒等妨碍睡眠的物质等，还要保持良好的睡眠卫生，营造良好的睡眠环境。此外，还可以采用瑜伽、冥想等放松疗法。严重时也可以采用药物疗法，但药物容易让人产生依赖性，因此患者须在医生的指示下使用。

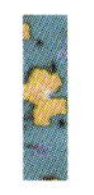

7. 假期综合征

美术治疗之假期综合征实例（48岁）

画这幅画的女士，由于娘家信奉基督教，因此家中从不做祭祀活动。再加上她家也不是大家族，因此，节日的时候，家人可以聚在一起吃美味的食物，节日成了令人期待的快乐的家族聚会。但是现在，只要一到节日，这位女士就会受到负担感和压迫感的折磨，感到恶心、头疼，甚至还会出现肠胃疾病。而且，节日过完后，她身体的每个部位都会感到疼痛。去年过节的时候，她的症状甚至严重到去医院就医，连美味的食物都不能下咽。这就是假期综合征。时隔很久才见面的家人聚到一起，亲切地讲述着各自的故事，虽然让她觉得是一件幸福的事情，但她另一方面又希望不要再过节了。她将自己这种矛盾的感受用图画的方式表达了出来。

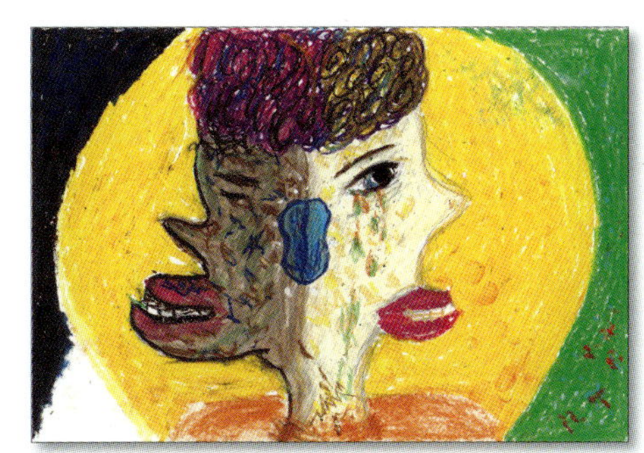

假期综合征的防治

因假期带来的压力而引起的身体、精神上的症状被称为“假期综合征”。它主要发生在春节或中秋前后，返乡造成的长时间的交通堵塞，家人聚在一起的喧闹和过重的家务劳动引起的身体疲劳，性别歧视、婆家与娘家的区别、婆媳冲突等带来的精神疲劳，引发了女性的过大压力。只有在这个传统习俗与现代生活方式并存的时代，才能见到这种特殊病症。对于逐渐核心家庭化的家庭来说，只有在节日时才聚集成共同家庭，这类家庭中的女性会更容易产生这种综合征。已婚女性中，70%~80%都会因假期而感到压力。然而我们面临的问题是，对于这种情况，至今还没有一种可行的克服方法。

因假期综合征的原因，女性总会哭诉自己“烦躁”“抑郁”“头痛”“四肢酸痛”“郁闷不安”，除此之外，还会出现头晕、呼吸紊乱、虚脱、消化不良等多种身体上、精神上的症状。这些症状大都会在节日过后逐渐消失，但如果以上症状持续出现，就要考虑是否是适应障碍或抑郁症或身体疾病了。如果转变为主妇抑郁症的话，就要接受专家的治疗，以免导致抑郁症状慢性化。

想要预防假期综合征，首先家庭成员要平均分担家务劳动。另外，在狭窄的厨房长时间以同一个姿势做事的话，腰、膝盖、肩膀、颈部等关节部位很可能会出现肌肉痉挛或韧带损伤，因此女性在做事时，要注意经常休息，轻松地做事。此外，要努力避免与家庭成员发生冲突，即使发生冲突，也要敞开心扉，积极地对话，解决冲突。最后，平时家人间的交流非常重要，如果家人间平时没有多少交流，只是在节日时说几句话，就很难做到互相理解，彼此就很容易产生误会。

专栏 金善贤老师和美术治疗的不解之缘

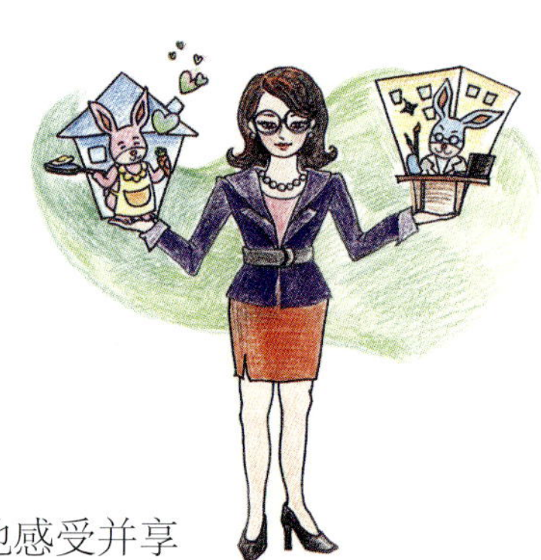

我的“幸运体质”

虽然并不能说我活了很久，但现在我算是一点点地感受并享受着人生。当然这并不是说，我的生活里总是有好事发生。我要感谢生活给予我的好运，即使在遇到困难的时候，我也没有放弃享受那些好运。这样做的结果竟是，我得以在更多的好运中生活下来。

我的人生中有两件最大的幸事，一个是可以在非常爱我的母亲的祈祷与祝福中成长，另一个是做着自己喜欢的工作。因为喜欢绘画，我选择了美术专业，而在教美术的过程中，我发现了美术所具备的疗愈力量，从此决心学习“美术治疗”。虽然现在外界对“美术治疗”仍有许多偏见，但当时我对美术治疗的了解也仅限于它是为精神病患者或特殊儿童准备的治疗方法，或是通过绘画来猜测人的心理。虽然周围人对我选择“美术治疗”非常反对，并担忧我的未来发展，但我还是相信自己的选择。

几年间，我在医院默默地进行着有关“美术治疗”的临床治疗，还在学术上取得了心理学、美术教育、临床美术治疗的硕士、博士学位。紧接着，有人建议我去医科大学任职教授，也给予了我去德国进修的机会。由于一直在学习，我连买飞机票的钱都没攒到。后来我以12个月分期付款的方式好不容易买到了飞机票，去了德国；在进修院院长的帮助下，我的学费和生活费的问题也得以解决。这之后，我又有幸得以在美国和日本学习。只要有机会，我就会尽最大的努力去挑战自己，我也因此得以了解不同国家的美术治疗情况，并对东西方的美术治疗进行研究。

从2005年起，我在CHA医科大学综合医学研究院（原替代医学研究院）接受了全世日（音译）院长关于东西方替代医学的深刻教诲。另外，我又接到了来自法国、日本、中国、美国等国家发来的关于东西方医学和美术治疗方面的讲座邀请。现在，我正在韩国最早的综合医学研究院教授临床美术治疗的硕士生、博士生课程，并在美术治疗诊所进行诊疗与研究。

挑战别人不关心的新领域，最终给我带来了好运。

幸运不是说费心去抓就能抓住的，“幸运体质”也不是那么容易就养成的。但是我认为，相比去寻找养成“幸运体质”的方法，如果怀着感恩之心把握好送给自己的好运的话，“幸运体质”自然会来。

和美术治疗一起度过的人生

通过美术治疗，我接触到各种人，也了解了不同人生的深度。即使遇到困难，我也能够从容地应对。看着两个孩子从出生逐渐成长为青少年的过程，我理解了来访者相似的情况。同时我发现处于困难中的人真多，产生了懂得感恩的心。另外，从事医疗方面的工作后，我也获得了许多健康方面的知识。

从事美术治疗工作，我可以见到很多人。从小孩子到老年人，从轻微的压力患者到癌症患者，从重大军事事件的受害者到因口蹄疫而受到创伤的心理障碍症患者，我为各种各样的人做过心理治疗。美术治疗让我得以回头看看被疏远的邻居，并参与到社会问题中来。感谢美术治疗，让我的才能有了用武之地，让我实现了帮助其他人的愿望。对此我深感荣幸。

感谢上帝给予我如此贵重的诏命，我希望以后可以用目前积累的才能帮助更多的人分担困难。最重要的是，我希望通过本书让各位读者了解美术治疗，并将其灵活运用到实际生活中。最后，希望大家能够带着真正的“幸运体质”重生。

《和平》是在我们都熟知的材料——宣纸上用颜料绘制而成的作品。创作这幅隐隐约约带有柔软温暖的感觉的作品时，我的压力得到了缓解，身体与内心都获得了宁静。在这种状态下，琐碎的事情变得没那么揪心，而细微的幸福则变成了大大的幸运。

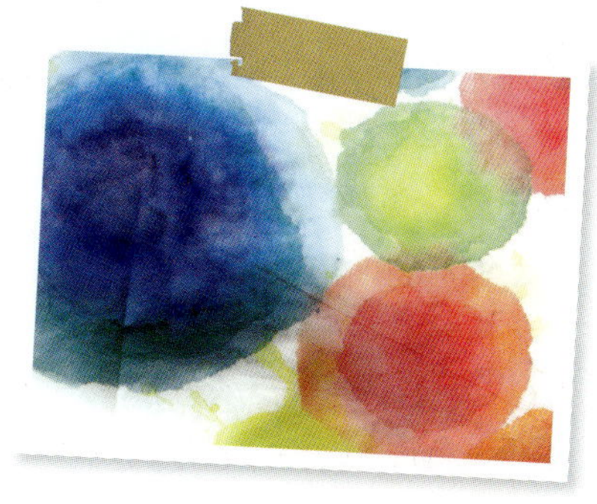

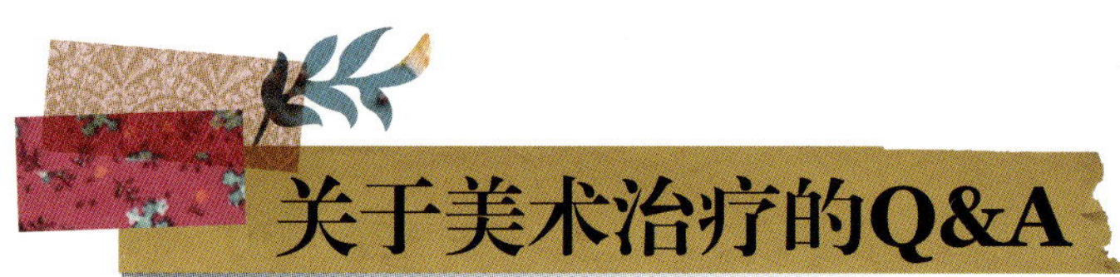

关于美术治疗的Q&A

Q：我总被特殊的颜色吸引，这是精神方面有问题吗？

A： 不是的。颜色的喜好每个人都可能不同。但是，如果只是被特殊的颜色吸引，你可以利用那种颜色来探索自己的身体状态和心情。了解吸引你的颜色所具有的意义，思考目前自己所需要的是什么和不足的地方在哪里，了解是否需要相应的颜色来调和等，这样会对你有所帮助。

Q：听说有些画可以让人变瘦，真的有效果吗？

A： 只看画是不能变瘦的，但是颜色可以帮助你变瘦。例如，绿色就是具有代表性的能够让人食欲下降的颜色，因此如果将食具全部换成绿色系的话，能帮你减少饮食，从而达到减肥的效果。此外，在绿色光的照射下，食物看起来会令人厌恶，味道也会随之发生变化，这样也能达到抑制食欲的效果。

Q：只欣赏图画也能达到治疗的效果吗？

A： 欣赏美好的图画，获得感动也可以说是一种治疗方法，欣赏名画就是很好的例子。如果欣赏图画能让你的心情发生变化，让你充分感受到心理上的安定，同时从画中还得到了正能量，这也可以说是一种治疗。看着自己喜欢的名画，将自己投射进名画中的人物，对自己进行深层的思考，这也是一个好办法。

Q：我对美术没有天赋，能接受美术治疗吗？

A： 美术治疗与美术活动不同。我认为美术活动强调的是创作好的美术作品，而美术治疗强调的则是创作美术作品的过程，因此你不用担心自己的美术天赋问题。进行美术治疗时画的画或创作的作品并不是为了给其他人看，而是以了解自我、打造积极的自我为目的的。能够真实地表现自己的作品就是无与伦比的唯一的作品。

Q：美术治疗有哪些过程？

A： 在美术治疗开始前，通过医学检查以及咨询确定治疗目标和制订治疗计划。之后根据患者的情况和性格执行相应的治疗计划。通过美术治疗使患者审视自我，解决问题，并树立肯定的自我形象，提高自尊感。

Q：美术治疗有特别针对女性的吗？

A： 女性一生要经历许多身体上和精神上的变化。美术治疗可以在生产诊所、产前诊所、产后诊所等地方与疾病治疗同时进行。另外，美术治疗也适用于产后抑郁症患者，有更年期综合征的女性，遭受性暴力以及因性暴力受害的女性，有乳腺癌或子宫肌瘤、卵巢癌等癌症患者。

Q：在日常生活中，自己灵活运用美术治疗技法也会有帮助吗？

A： 心情抑郁或持续消沉时，我们若灵活运用美术治疗技法，就能得到积极的影响。尤其是独自做的美术治疗，会比与其他人一起做时更能准确地表达自己，是更深刻地观察自己的好机会。如果再配合冥想，对探索自己无意识的情感、调节自己的情感都有很好的效果。

Q：能和家人一起进行美术治疗吗？

A： 和家人一起进行美术治疗有时会更有效。无论是夫妻问题还是子女问题，都不只是家中任何一个人单方面的问题。如果一家人可以一起参加美术治疗，互相理解，就能更快地成为相互珍惜、互相沟通的健康家庭。

Q：怎么做才能成为一名美术治疗医师？

A： 现在韩国的美术治疗医师没有公认的资格证，可以通过美术治疗民间协会或研究院的美术治疗医师的培训课程成为美术治疗医师。了解各种协会和研究院的特性，选择适合自己的地方是非常重要的。

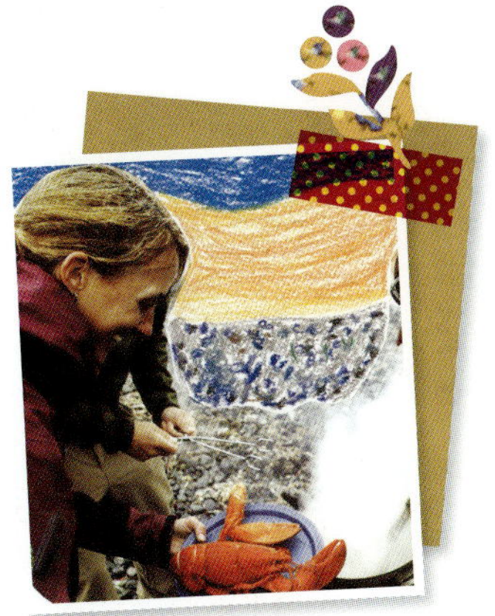

如有其他有关美术治疗的问题，请通过以下方式与我们联系。

E-mail：kacat6419@naver.com

大韩临床美术治疗协会：www.kacat.co.kr

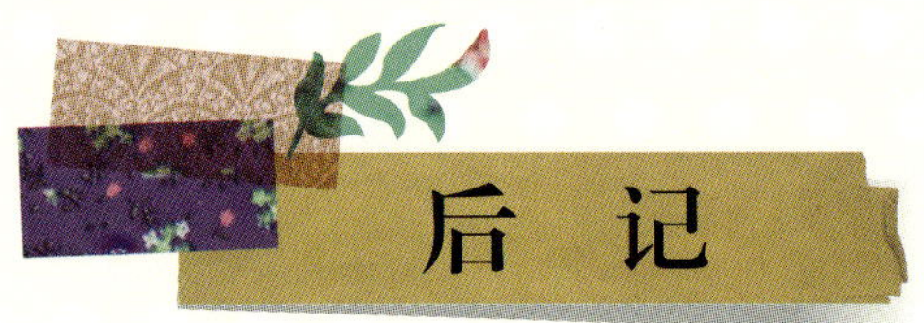

后记

随着激素分泌的变化，女性会出现各种身体上、精神上的变化，而女性生理周期的变化又会导致许多社会的、文化的、环境的变化。在时刻变化着的人生中，女性会有快乐与悲伤、高兴与不安、害怕与忧郁等多种情绪，尤其是韩国的女性，她们惯于压抑自己的情感，不表露出来，从而引发更大的精神问题，备感痛苦。

“寻找自我的幸福旅行”这一美术治疗活动，通过许多主题让苦恼中的女性对自己、家人、周围进行更深层的思考与探索。随着美术治疗的进行，女性可以试着表达出自己压抑的情感，尤其是无意识中压抑的情感。美术治疗活动能帮助女性减少不安感，渐渐找回身体与内心的安定。另外，美术治疗活动还能让女性给自己一点儿时间，冷静地去审视自己难以承受的情感或问题。

女性如果能理解并珍爱自己，那么无论处于何种状况下，都能幸福地生活。希望大家可以通过美术治疗活动与真正的自己对话，从而积极地面对生活。

图书在版编目（CIP）数据

亲爱的，我把心都画在纸上了 / (韩) 金善贤著；王福娇译. —长春：北方妇女儿童出版社, 2015.1

ISBN 978-7-5385-8592-6

Ⅰ. ①亲… Ⅱ. ①金… ②王… Ⅲ. ①绘画—应用—女性—心理保健—研究 Ⅳ. ①R161.1

中国版本图书馆CIP数据核字(2014)第201310号

亲爱的，我把心都画在纸上了

QINAIDE, WO BA XIN DOU HUA ZAI ZHISHANG LE

出 版 人　刘　刚
策 划 人　师晓晖
责任编辑　金敬梅
封面设计　Xcoolong
开　　本　710mm × 1000mm　1/16
印　　张　8
字　　数　136千字
版　　次　2015年1月第1版
印　　次　2015年1月第1次印刷
印　　刷　小森印刷（北京）有限公司

出　　版　北方妇女儿童出版社
发　　行　北方妇女儿童出版社
地　　址　长春市人民大街4646号　邮编：130021
电　　话　编辑部：0431-86037970　发行科：0431-85640624

定　　价：39.80元

ART THERAPY

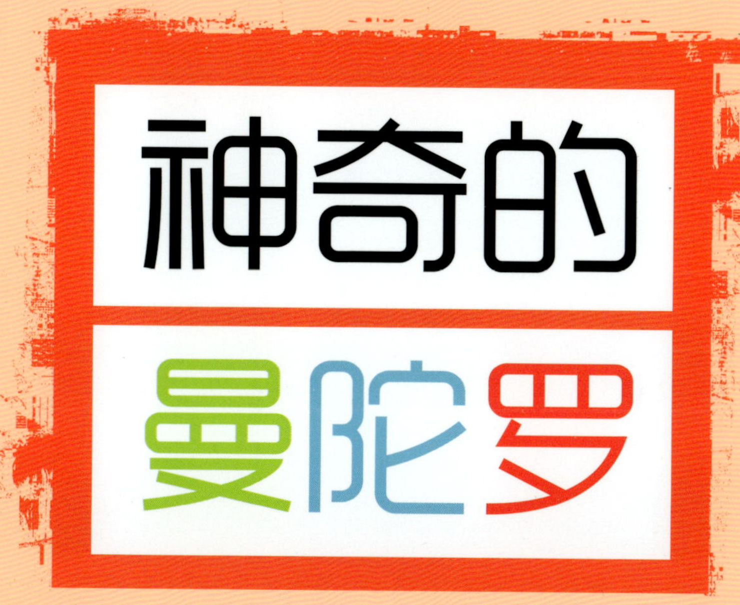

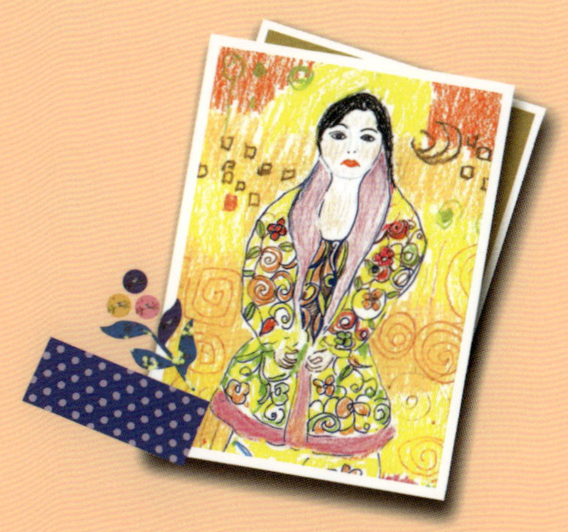

亲爱的，我把心都画在纸上了

曼陀罗练习簿

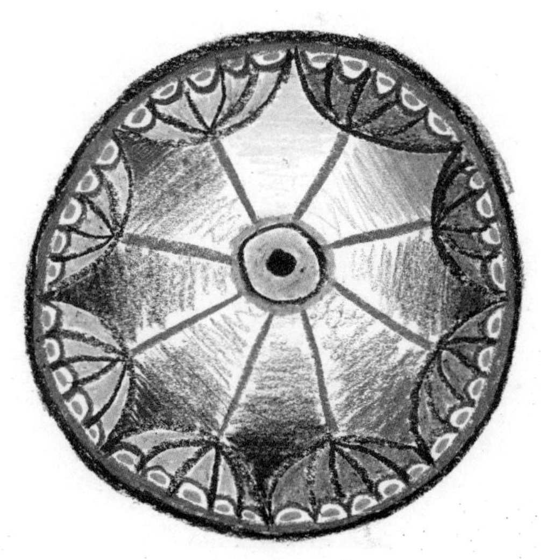

本附录是为了让读者亲自体验美术治疗的方法之一——曼陀罗而准备的。

在曼陀罗练习簿中，对制作和灵活利用曼陀罗的方法进行了详细说明，

以帮助第一次接触曼陀罗的女性更容易地进行创作。

请试着每天画不同的曼陀罗，在这一过程中体验其多样的治疗效果。

关于曼陀罗

梵语中“曼陀罗（Mandala）”的意思是“圆（circle）”或“中心（center）”。在岁月的长河中，在很多文化圈中，圆都象征着“整个宇宙（entire cosmos）”，其中的一个点（dot）意味着“所有事物的精髓（essence）”和“源泉（source）”。所以曼陀罗一直被认为是能够使人精神集中、回顾自身、建立内部的秩序并使其协调的工具。

圆存在于人类生存的自然中。不仅四季和月亮呈现出像圆一样的周期性的循环和变化，就连我们的人生也是从母亲的子宫——一个幽静的圆形空间里开始的。我们生活在圆圆的地球上，用圆圆的眼睛看世界。曼陀罗的主要形态——圆，不是我们发明的东西，而是我们在有意识或无意识中体验到的自然秩序。

曼陀罗绘制从画圆开始。这其中，既有像小孩子画的圆一样很单纯的圆，又有如西藏僧侣创造的神圣图形一样复杂的圆。曼陀罗中表达出的圆的形状是绘画者内心状态的象征，绘制者年龄、性别、所关心的事、性格、疾患不同，制作出来的曼陀罗的形态也是不尽相同的。因此，每个人偏爱的图样都不同，即使是同一个人进行创作，由于当天的心理状态和所关心的事的不同，画出的曼陀罗也会不一样。

曼陀罗因其独有的创作特性，可以很容易让人精神集中，所以有提高注意力的效果；同时，绘制曼陀罗又是一项创意性活动，能提高创意力和审美能力。准备和绘制、观赏曼陀罗的过程会使人进入冥想状态，从而回顾自身，实现内部和谐，并确立自我本体性，从而达到良好的治疗效果。

曼陀罗的绘制方法

如果是第一次画曼陀罗，请在练习簿中给出的8个曼陀罗纹样中选择自己喜欢的纹样并涂色。如果没有喜欢的纹样，也可以在画好的圆中亲自画上纹样。在装饰曼陀罗的时候，从周围较容易买到的各种美术材料（铅笔、彩色蜡笔、彩色铅笔、签字笔、颜料、圆珠笔等）和物品（杂志、报纸、树叶或花等自然物）中，选择喜欢的材料使用。

1. 准备好用于创作的材料之后，舒服地坐下，放松自己。
2. 在画曼陀罗之前，先闭上眼睛休息几分钟比较好。这时，如果能听着安静的音乐让自己完全安定下来，则能更有效地进行创作。
3. 睁开眼睛，选择喜欢的材料和颜色画曼陀罗。
4. 在不考虑其他任何事情的状态下，自由自在地画曼陀罗。可以只使用一种颜色，也可以使用多种颜色；可以在圆内画具体的物体，也可以用几何图形组成抽象图案。
5. 转圈看画好的曼陀罗，决定适合的方位，在曼陀罗上方做上标记。
6. 记录好年月日，再试着给曼陀罗作品起个名字。
7. 愉快地欣赏完成的曼陀罗。看着自己画的曼陀罗，将产生的想法写下来或讲给家人、朋友等周围的人听。

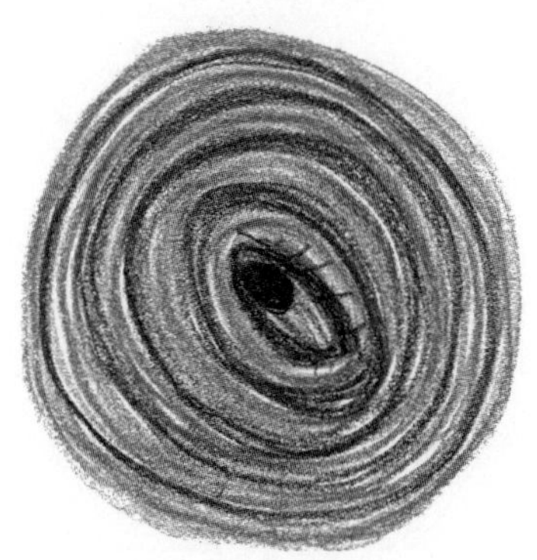

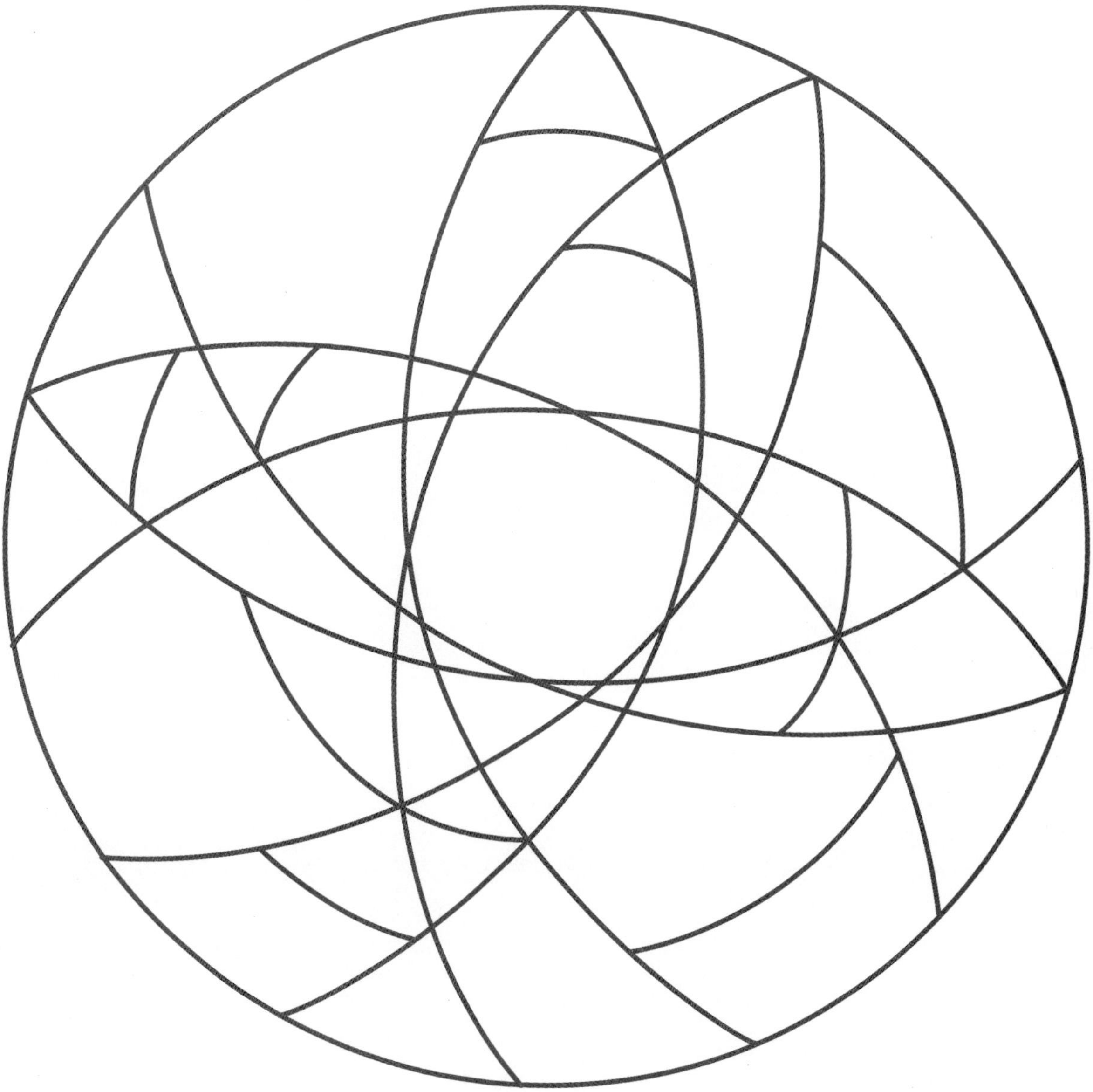

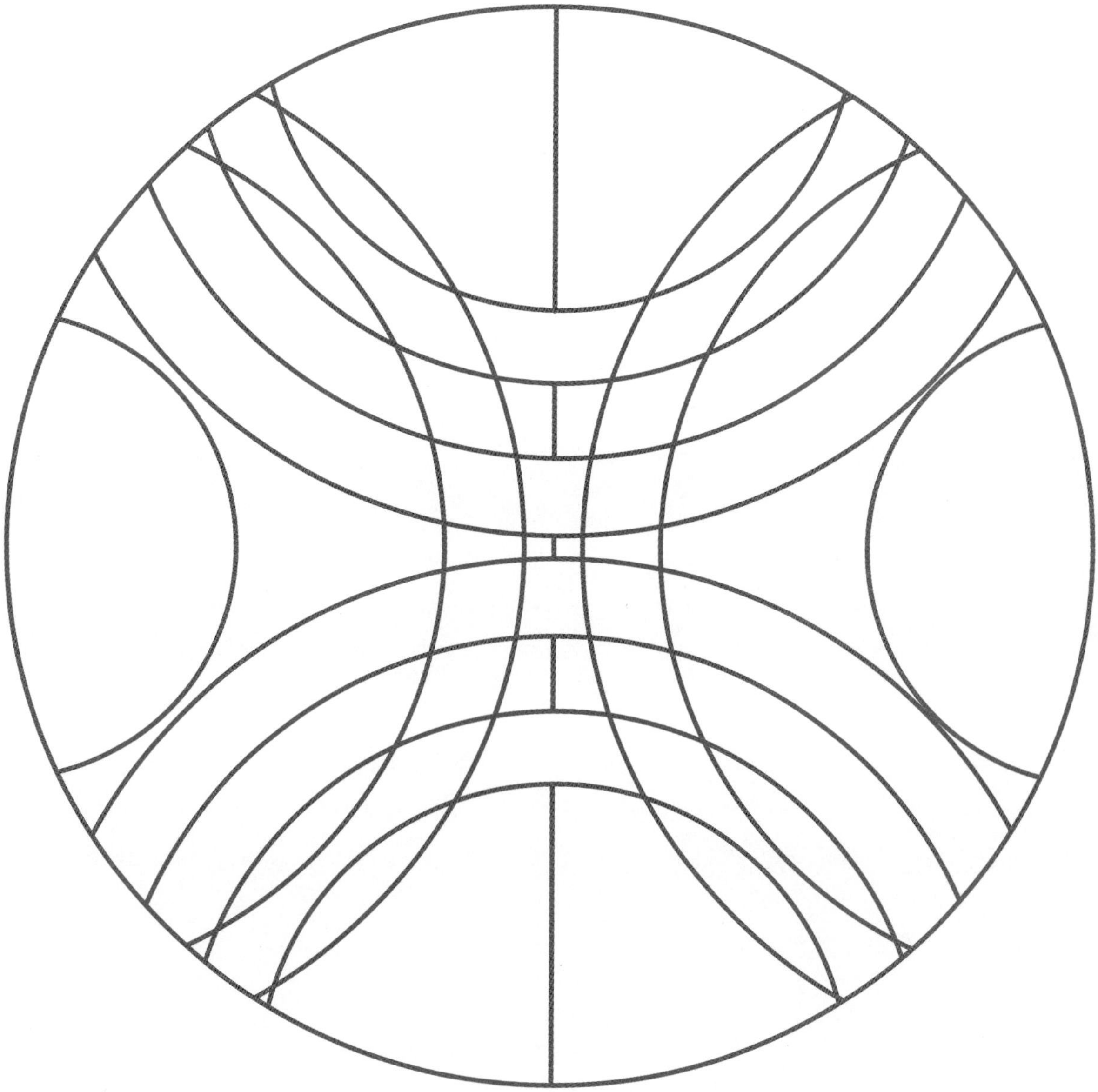

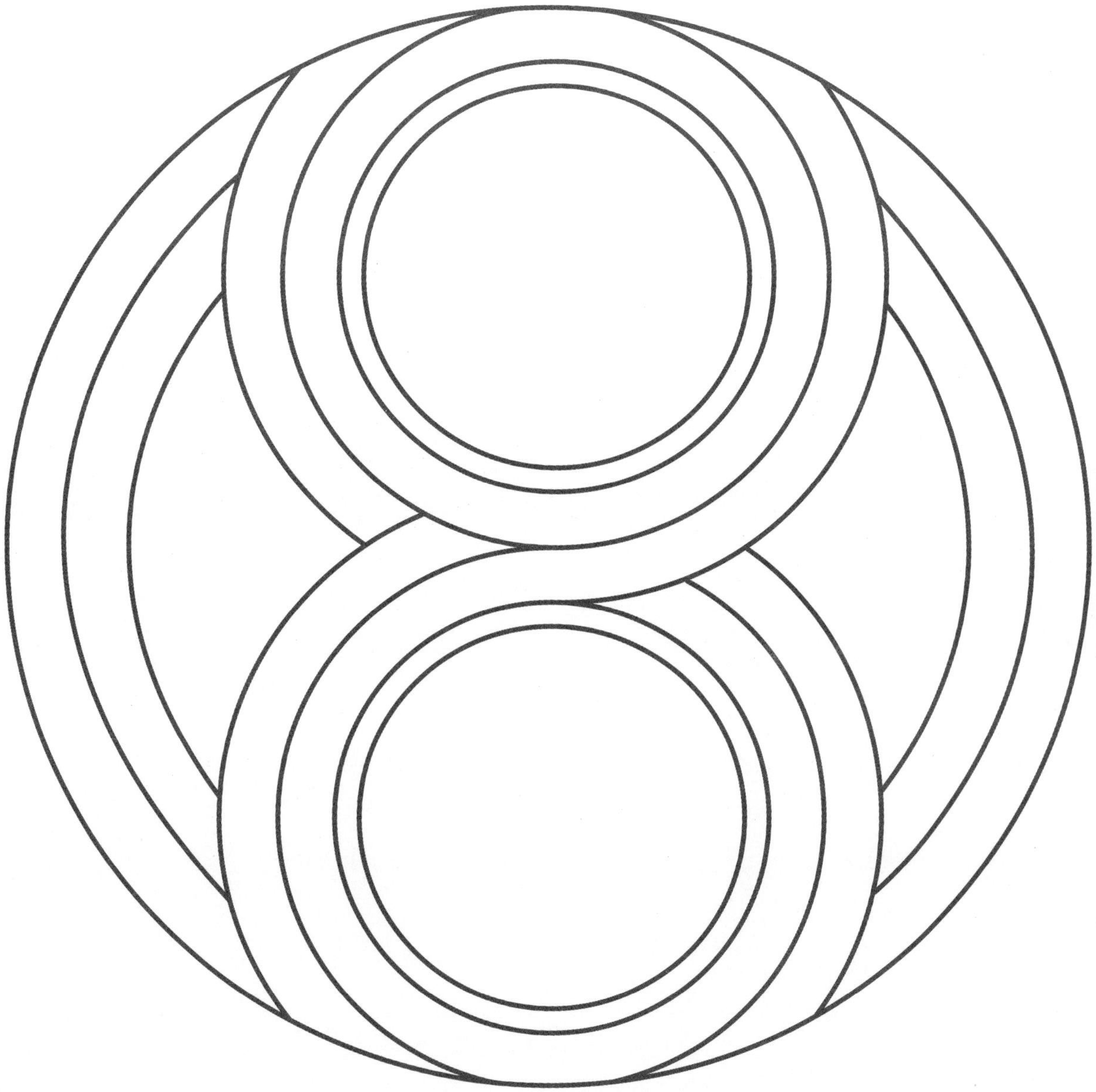

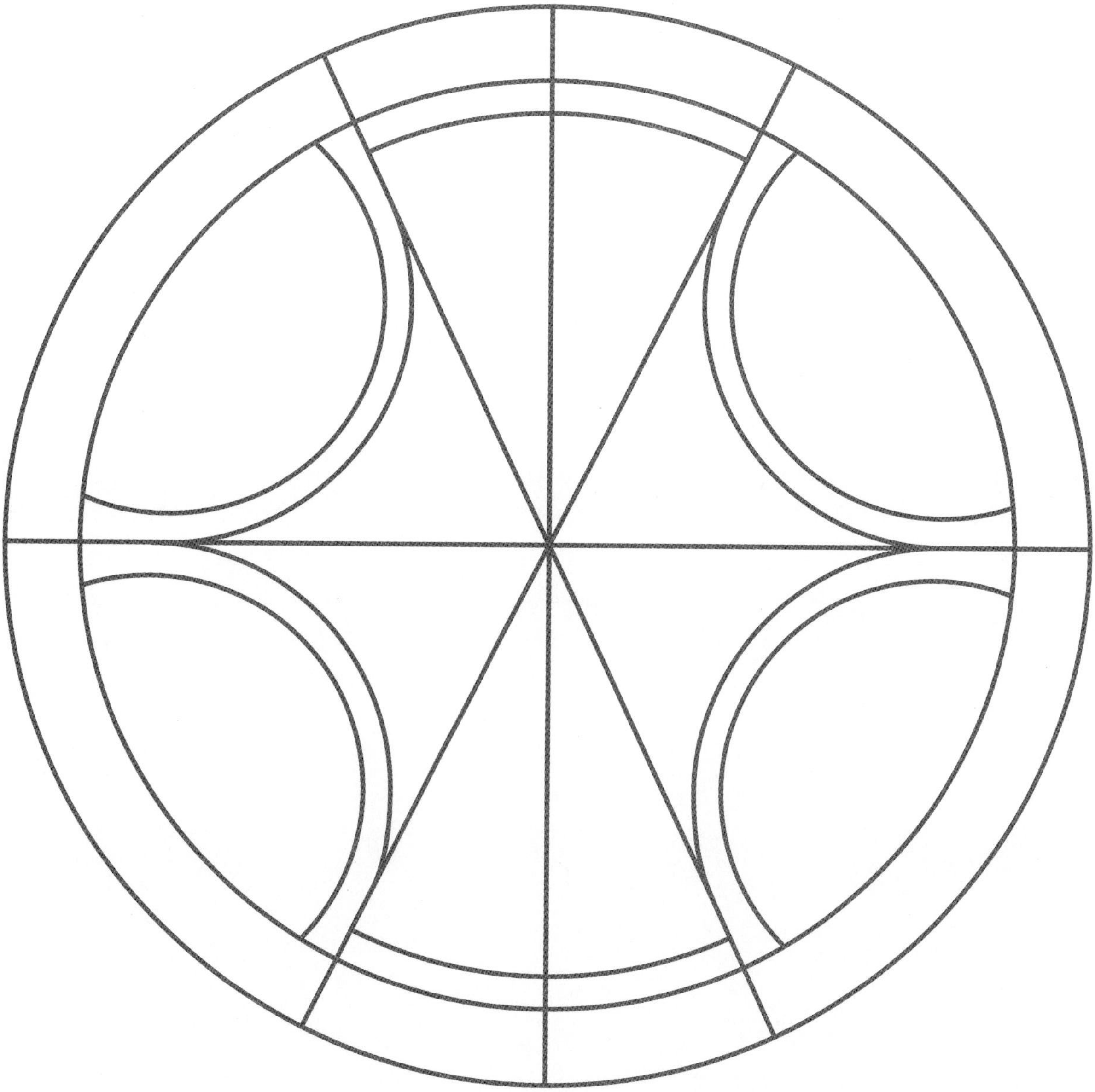

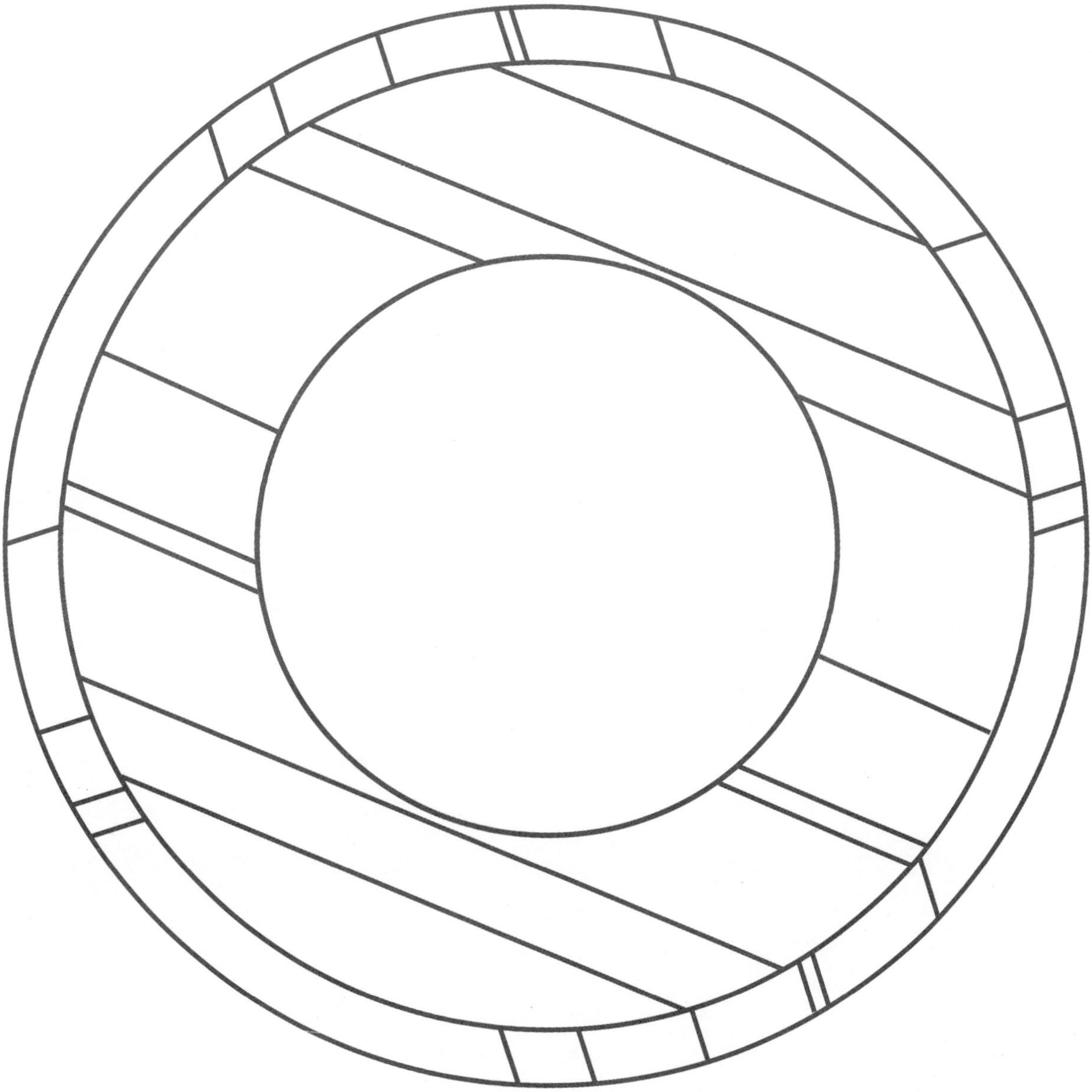

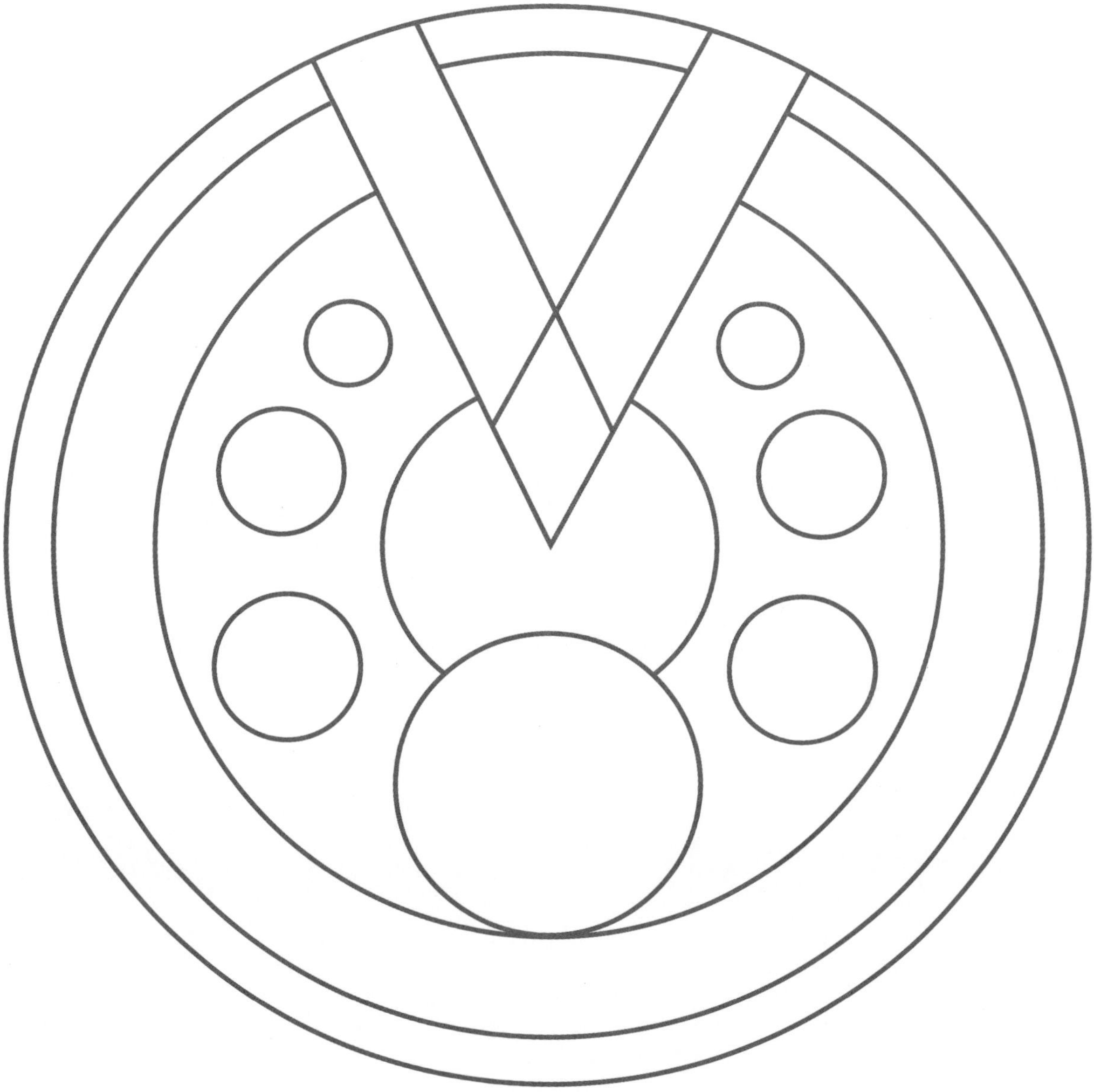

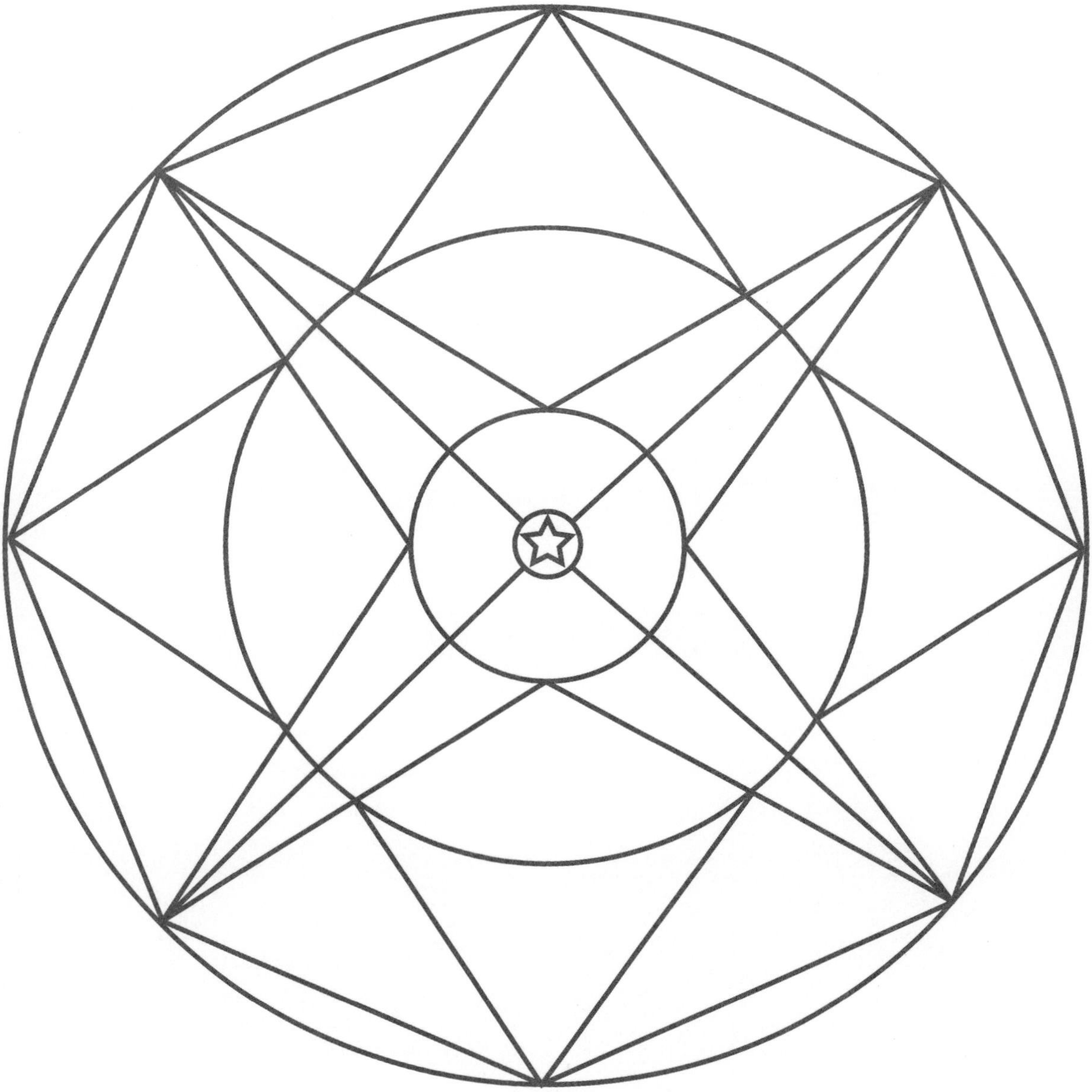

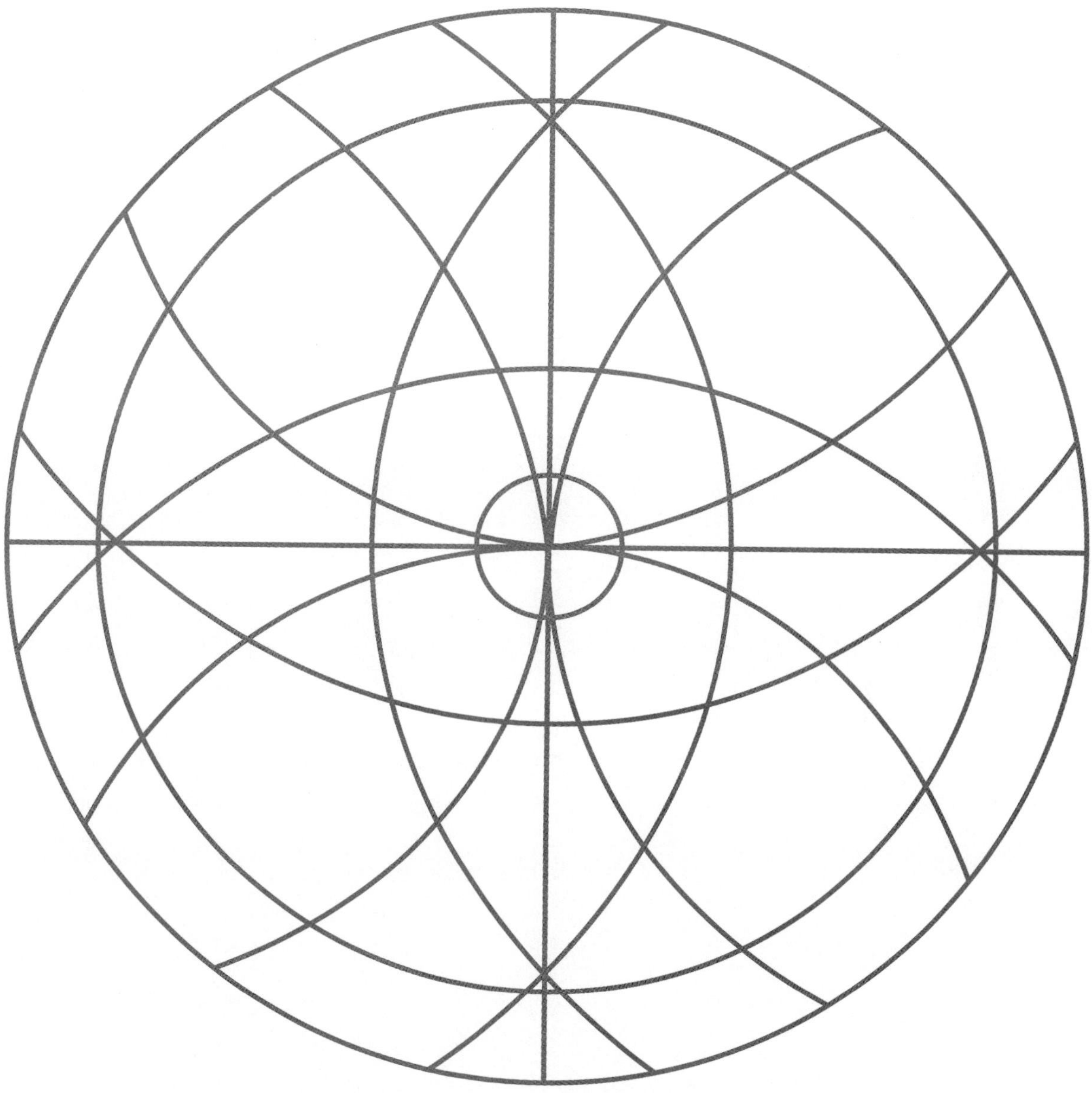

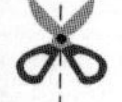

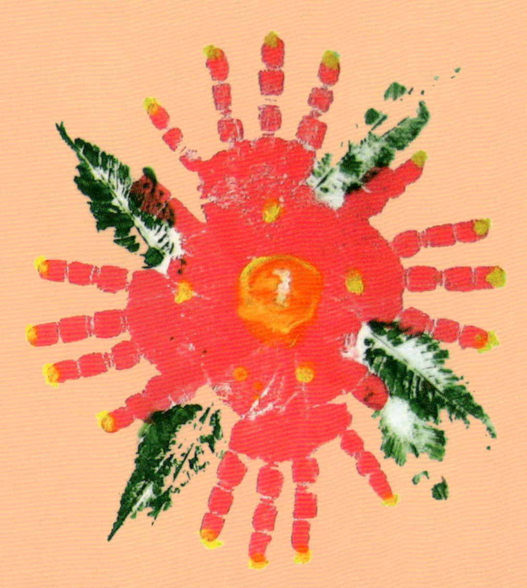